全国医学高职高专精编教材

(供临床医学类、护理类、药学类、医学技术类及卫生管理类相关专业使用)

医 学 遗 传 学

主　编　彭凤兰

副主编　刘　巧　胡正茂　罗　纯

上海科学技术出版社

图书在版编目（ＣＩＰ）数据

医学遗传学/彭凤兰主编. —2 版—上海：上海科学
技术出版社,2013.8　（2023.2 重印）
全国医学高职高专精编教材
ISBN 978 - 7 - 5478 - 1869 - 5

Ⅰ.①医… Ⅱ.①彭… Ⅲ.①医学遗传学 - 高等职业
教育 - 教材 Ⅳ.①R394

中国版本图书馆 CIP 数据核字（2013）第 155112 号

医学遗传学

主编/彭凤兰

上海世纪出版（集团）有限公司
上海科学技术出版社　出版、发行
（上海市闵行区号景路 159 弄 A 座 9F - 10F）
邮政编码 201101　　www. sstp. cn
常熟市兴达印刷有限公司印刷
开本 787 × 1092　1/16　印张 9.75
字数:235 千字
2008 年 3 月第 1 版
2013 年 8 月第 2 版　2023 年 2 月第 12 次印刷
ISBN 978 - 7 - 5478 - 1869 - 5/R · 615
定价:18.00 元

编审委员会名单

主任委员

孔繁之

副主任委员

肖运本　沈宗起

委　员

（以姓氏笔画为序）

马晓飞　王丽君　王翠玲　刘士生　米正荣

孙立军　李军改　张清格　周春美　要瑞莉

钟学仪　段广河　弭洪涛　姚秀缤　阎瑞君

喻友军　程　伟　傅贵平　潘小群

医学遗传学

编委会名单

主　编

彭凤兰

副主编

刘　巧　胡正茂　罗　纯

编　委

（按姓氏笔画为序）

刘　巧（湘潭职业技术学院）

刘志希（湘潭职业技术学院）

刘凌霄（济南护理职业学院）

张如旭（中南大学湘雅医学院附属第三医院）

罗　纯（湖北襄阳职业技术学院）

胡正茂（中南大学医学遗传学国家重点实验室）

彭凤兰（长沙卫生职业学院）

前 言

"全国医学高职高专'十一五'规范教材"出版发行已三年余,该套教材在全国医学教育中发挥了巨大作用。为了不断提升教材的质量和水平,使本套教材更臻成熟和完善,成为精品教材,教材编审委员会决定对其进行修订,更名为"全国医学高职高专精编教材"。

本套教材修订的指导思想依然是坚持"五性"(思想性、科学性、先进性、启发性和适用性)和"四新"(新知识、新技术、新工艺和新方法),以适应21世纪培养全科医护人员的需要。在修订过程中,保持了原教材的优点,删去了一些叙述偏多的和各学科交叉的内容,充实和更新了一些理论和技能知识,充分体现高职高专教育的特色,使之具备"内容精湛、知识新颖、必须够用、质量上乘"的特点。

本套教材编排新颖,版式紧凑,图文形式多样,主体层次清晰,篇章节安排合理、有序,每章节开始的"导学"与结尾处的"小结"均采用提示性小图标,使教材的形式生动有趣,充分体现了清晰性、易读性和趣味性。"导学"主要介绍本章或本节的内容主旨和要求学生"了解、熟悉及应用"的内容,以方便教师教学和学生轻松愉快地获得有关内容的重要信息。"小结"则是对本章或本节中心内容的凝练和概括,便于教师课后总结和学生课后复习。

本次修订除各教材的原编者外,还聘请了全国各地部分高职高专医学院校教学经验丰富的教师参与编写。对于这些学校领导的大力支持和教师的辛勤工作,谨致深切的谢意。

由于时间仓促及限于我们的水平,教材中难免存在某些缺点,甚至错误,尚希广大同仁和读者指正。

全国医学高职高专精编教材

编审委员会

2009 年 12 月

编写说明

　　医学遗传学是遗传学与医学相结合的一门边缘学科，它已成为医学领域发展迅速的前沿学科之一。医学遗传学在基础医学、临床医学、预防医学中的影响及作用越来越受到人们的重视，它已成为医学高等职业教育中不可缺少的基础课程。

　　本教材是在第一版的基础上进行修订，是第一版基础上的改版教材。本教材紧紧围绕培养高等卫生职业实用型、应用型专门人才的目标，以职业技能的培养为根本，坚持贴近学生、贴近社会、贴近岗位的原则。编者严格把握教材内容的深度和广度，在必需、够用原则的基础上进行修订。

　　根据全国大部分学校的意见，在第一版的基础上，本教材由原来的54学时减少到48学时，删除了线粒体遗传病与群体遗传学的内容，增加了优生学的内容，由原来的13章精简为10章，内容包括绪论、遗传的细胞基础、遗传的分子基础、遗传的基本规律、单基因遗传病、多基因遗传病、染色体畸变与染色体病、分子病和遗传性代谢病、肿瘤与遗传，以及遗传病的诊断、治疗、预防和优生。实验部分在原版基础上删减了一个实验，共五个实验，为显微镜使用和细胞结构观察、人类非显带染色体核型分析、细胞分裂、遗传咨询、人类皮肤纹理观察与分析。

　　本教材编排格式更加人性化。将原版的教学要求修改为导学，按了解、熟悉、掌握三个层次明确了对所学内容的达到程度和目标；每章后附有小结和思考题，便于学生巩固所学内容，加强各知识点的联系，提高学生综合知识的应用能力。

　　参加本书修订的作者来自全国6所高职院校的具有丰富教学经验和教材编写经验的教师，还吸纳了具有丰富临床经验、对人类遗传病的研究现状与研究发展有比较全面了解的副主任医师与教授，充分体现"校院联合"的特点，既增加了教材的实用性，又提高了教材使用的广度。在本教材的修订过程中，我们参考了全国高等医学院校、医学专科学校的医学遗传学和遗传与优生学教材，并得到了长沙卫生职业学院、湘潭职业技术学院、中南大学医学遗传学国家重点实验室、济南护理职业学院、湖北襄阳职业技术学院和上海科学技术出版社领导、同仁的大力支持和指导，在此表示衷心的感谢，也要感谢本教材第一版的所有编者付出的劳动和贡献。

　　由于编者水平有限，时间仓促，不足与疏漏之处在所难免，敬请同仁和读者指正。

《医学遗传学》编委会

2013 年 7 月

目　录

第四章

遗传的基本规律

第五章

单基因遗传病

第六章

多基因遗传病

第七章

染色体畸变与染色体病

第八章

分子病和遗传性代谢病

第九章

肿　瘤　与　遗　传

第十章

遗传病的诊断、治疗、预防和优生

实验

附录

第一章

绪 论

导学

了解 医学遗传学的概念、研究范围及其与医学的关系;遗传病的危害性及研究进展。

熟悉 遗传病的概念及特征;遗传病的类型。

应用 医学遗传学的研究方法。

第一节 医学遗传学概述

一、医学遗传学的概念

遗传学是研究生物遗传与变异现象、本质及规律的科学。遗传是指生物子代与亲代在性状上相似的现象,也就是俗话说的"种瓜得瓜,种豆得豆"。变异是生物子代与亲代以及子代与子代之间在性状上的差异,也就是俗话说的"一母生九子,连母十个样"。遗传和变异是生命的基本特征之一,也是生物界的共同特征。

医学遗传学是遗传学基本理论与医学实践相结合的一门学科,它是遗传学知识在医学中的应用。主要研究人类疾病与遗传的关系,包括遗传病发生机制、传递规律、诊断、治疗及预防措施,其目的是为了降低遗传病在人群中的发病率,提高人类的健康水平。

二、医学遗传学的研究范围

随着细胞生物学、分子生物学、生物化学、免疫学等研究技术的飞速发展,也大大推动了医学遗传学的发展。目前医学遗传学研究已渗透到基础医学和临床医学的各个学科,在分子水平、细胞水平、个体水平、群体水平等各个层次进行的研究,都取得了丰硕的成果。

根据不同的研究角度可将医学遗传学的研究范围分为以下几类:①根据研究对象,可分为体细胞遗传学、基因工程、群体遗传学;②根据技术层次,可分为细胞遗传学、生化遗传学、分子遗传学;③根据与其他学科的结合情况,可分为肿瘤遗传学、药物遗传学、免疫遗传学、辐射遗传学、发育遗传学、行为遗传学、优生学。

三、医学遗传学在现代医学中的作用

几乎所有的疾病都是遗传因素与环境因素相互作用的结果,遗传因素作为内因,总是起着重

1

要作用和决定性作用,而环境因素一般要通过遗传因素才能发挥作用。随着医学的进步和人类生活水平、医疗水平的提高,早先严重危害人类生存和健康的传染性疾病已基本得到控制。但各种遗传病以及与遗传因素密切相关的各种疾病所占的比例日益突出,对人类健康的威胁日益严重。因此,遗传病的研究已成为医学上的一个重大课题,医学遗传学成为一个非常重要的医学领域。

医学遗传学是医学科学领域中十分活跃的前沿学科,尤其是分子生物学方法的引入,人们对遗传病的认识达到了新的高度,对单基因病和多基因病的诊断、发病机制、治疗和预防都已达到分子水平。在染色体病的诊断方面,由于显微切割、探针池建立和荧光原位杂交方法的应用,也已深入到相关基因片段的水平。癌基因和抑癌基因作用机制的阐明,不仅对癌的发生发展认识上有了新的突破,而且对癌的基因治疗也提出了新的策略。人类基因组计划的完成,使得疾病基因的发现以及遗传病的基因治疗变得更有效。此外,医学遗传学已经进入一个崭新的"后基因组时代"。这些成就都标志着人们可以利用遗传学的武器来改造、挽救或复制生命,特别对于某些棘手的遗传病的预防、诊断与治疗成为可能。医学遗传学的新成就正推动着医学科学的迅速发展。

医学遗传学与我们的生命健康息息相关,它对于我们深刻认识和保护人类自己、繁衍健康的后代有着极其重要的作用,也将在最大程度上延长我们的寿命,关爱我们的健康。

21 世纪是信息科学与生命科学都会得到高速发展并取得辉煌成果的时代,而在生命科学领域中,遗传学将是一支领路的先锋队,成为关注的焦点之一。

第二节　遗传病概述

一、遗传病的概念和特征

(一) 遗传病的概念

按经典的概念,遗传病是指生殖细胞或受精卵内遗传物质发生突变或畸变,并按一定的方式传递给后代发育形成的疾病。遗传病传递的是致病的遗传物质,而不是疾病本身。

随着医学遗传学的研究发展,遗传病的概念也有所扩大。现代遗传学认为细胞内遗传物质发生突变或畸变而导致的疾病均称为遗传病。这里的细胞不仅指生殖细胞或受精卵,也包括体细胞。体细胞内遗传物质突变或畸变而导致的疾病称为体细胞遗传病,它只影响该个体,但并不向后代传递,如肿瘤细胞就属于体细胞。由于未涉及生殖细胞或受精卵内遗传物质的改变,故肿瘤一般不会传递给后代。

(二) 遗传病的特征

1. **遗传性**　又称为"垂直传递"。遗传病一般在世代中呈"垂直传递",其有两层含义:①由上代往下代传递,每一代均有患者。一般显性遗传病中常见,但这一特征并非在所有的病例中都能见到,有的隐性遗传病呈隔代遗传或散发现象;有些遗传病特别是染色体异常者,由于不育或活不到生育年龄,因此家系中仅出现个别患者,以致观察不到垂直传递的特征。②"垂直传递"传递的是疾病发生的遗传物质,而不是疾病的本身,如携带者并没有疾病,但携带有致病基因,可以把致病基因传递给后代,使后代患病。

此外,生殖细胞或受精卵中遗传物质的突变是具有遗传性,而体细胞中遗传物质的突变是不能遗传的。

2. **先天性**　遗传病往往表现出先天性特征。先天性疾病是指个体出生后即表现出来的疾病。

产生先天性疾病的原因有两个方面:一方面遗传物质的改变,在出生前即已表达,如白化病、血友病、先天愚型等;另一方面胎儿在发育过程中,母亲子宫内环境的改变影响了胎儿的正常发育,如孕妇在妊娠的前 3 个月感染了风疹病毒,婴儿将患先天性耳聋和先天性心脏病,这类先天性疾病不具有遗传性。但也不是所有的遗传病都具有先天性的,如小脑型遗传性共济失调的患者出生后表现正常,直至 25 岁甚至 55 岁以后,才出现步态蹒跚和语言、听觉、吞咽障碍及智力低下等临床症状。

3. 家族性　遗传病往往表现出家族性特征。家族性疾病是指表现出家族聚集现象的疾病,即一个家族中有两个以上的成员患病。许多家族性疾病属于遗传病,如短指、并指、血友病等。但不是所有家族性疾病就是遗传病,如在某些缺碘地区,甲状腺功能低下所致的痴呆病就有发病的家族聚集现象,它们不是遗传病。此外,也不是所有的遗传病都具有家族性的,如白化病、苯丙酮尿症等隐性遗传病,家族中往往只有一个患者而不具有家族性特征。所以,家族性疾病也不一定都是遗传病。

二、遗传病的类型

人类遗传病的种类繁多,且每年都有新的遗传病种出现。按照遗传方式和遗传物质的关系,现代医学遗传学将人类的遗传病主要划分为 5 类。

(一) 单基因遗传病

单基因遗传病是受一对等位基因控制的疾病,其传递方式遵循孟德尔遗传规律,通常呈现特征性的家族性遗传格局。单基因病的群体发病率较低,但发生的病种越来越多。根据基因所在染色体和基因的性质不同,单基因遗传病又分为常染色体显性遗传病、常染色体隐性遗传病、X 连锁显性遗传病、X 连锁隐性遗传病、Y 连锁遗传病 5 种。

(二) 多基因遗传病

多基因遗传病是由两对或两对以上等位基因和环境因素共同作用所导致的疾病,其遗传基础涉及许多对基因,这些基因称为微效基因,对表现型特征有累加效应。近年来的研究表明,多基因遗传病也可能有主基因的参与。多基因遗传病有家族聚集现象,但没有单基因遗传病那样明确的家族性传递格局。

多种危害人类健康的常见病属于多基因遗传病,如高血压、糖尿病、老年痴呆症、精神分裂症、类风湿关节炎、智能发育障碍等。

(三) 染色体病

染色体病是由于染色体结构或数目异常引起的疾病。由于每条染色体或染色体的片段含有很多基因,故对个体的危害往往大于单基因遗传病和多基因遗传病,常表现为综合征,如先天愚型、先天性睾丸发育不全、先天性性腺发育不全、猫叫综合征等。除携带者和少数性染色体异常者外,智力低下和生长发育迟缓几乎是染色体病患者的共同特征。

(四) 线粒体遗传病

线粒体是人体细胞内除细胞核之外唯一含有 DNA 的细胞器,具有自己的蛋白质翻译系统和遗传密码。线粒体遗传病是由于线粒体 DNA 发生突变引起的疾病。线粒体 DNA 突变率比核 DNA 的突变率高 10～20 倍,最常受累的器官是脑和骨骼肌。因为受精卵中的线粒体完全来自卵子,故线粒体遗传又称为母系遗传。遗传性视神经病就属于线粒体遗传病。

(五) 体细胞遗传病

体细胞遗传病是由于体细胞遗传物质异常引起的疾病,其不具有"垂直传递"的特征。体细胞

3

遗传病约有几十种,包括恶性肿瘤、白血病、自身免疫缺陷病和衰老等,恶性肿瘤是体细胞遗传病的典型代表,但在经典的遗传病中并不包括这类疾病。

三、遗传病的危害性

(一) 遗传病的病种增长速度快、发病率高

据美国 Johns Hopkins 大学医学院 McKusick 教授对遗传病病种的资料统计,1958 年有 412 种;1990 年有 4 937 种;1994 年有 6 678 种;1999 年有 10 126 种。从以上数字可以发现,进入 20 世纪 90 年代后,其发展速度更为惊人,每年新增病种数平均高达 435 种。

我国每年新出生人口中,出生缺陷者约有 30 万,其中 70%～80% 涉及遗传因素。据统计儿童医院住院儿童中,与遗传有关的疾病占 1/4～1/3,包括白血病、脑瘤和神经母细胞瘤在内的与遗传密切相关肿瘤,已占恶性肿瘤死亡总数的 70%。成人住院患者中至少 10% 以上患有显著遗传成分的疾病。

(二) 遗传病已成为婴儿死亡的主要原因

据统计,北京市先天畸形病死率占第一位,同期传染病致病死率占第四位。

(三) 遗传病是导致智力低下的主要原因之一

智力低下不但是严重危害儿童身心健康的一类世界性疾患,更是一个严重的社会问题。据估计,全世界约有 1.5 亿智力低下患者。在发达国家,由遗传病所致的智力低下占重度智力低下总数的一半以上。虽然智力低下有各种特异环境因素,但在严重智力缺陷患者中,有遗传病因的病例所占比例相当大。

根据我国 0～14 岁儿童智力低下的调查,总发生率约 1.5%。其中轻度约占 70%,中度约占 20%,重度约占 7%,极重度占 2%～3%。单基因突变或常染色体异常是造成重度与极重度智力低下的主要原因;多基因遗传或性染色体异常是造成轻度与中度智力低下的主要原因。在重度智力低下者中约 18% 患有单基因病,约 45% 有遗传成分。

(四) 遗传病是不孕不育、流产的主要原因之一

据统计,原发性不育约占已婚夫妇的 1/10。自然流产占全部妊娠的 7%,其中 50% 是由染色体畸变所引起的。在反复自发性流产、死产和原因不明的新生儿死亡中,双亲之一为平衡易位的风险高达 20%。

(五) 致病基因携带者对人类健康构成潜在性威胁

在人群中未患遗传病的正常人来说,也并非与遗传病无关。目前已知,在正常人群中,平均每人都携带 5～6 个隐性致病基因。致病基因携带者可以将这些有害的致病基因传给后代,一旦纯合便可发病,对子孙后代,形成了潜在性威胁。

四、医学遗传学的研究方法和技术

在医学遗传学研究中,确定某种疾病是不是遗传病或者是否与遗传有关,常用的方法有以下几种。

(一) 系谱分析法

系谱分析法是指根据先证者的线索,调查家庭成员发病情况,绘制成系谱图进行分析。按照单基因遗传病系谱特点进行分析,可确定某疾病是否为单基因遗传病及其遗传方式,以便开展遗传咨询及产前诊断。

（二）群体筛查法

群体筛查法是研究群体遗传学的一种基本方法。通过选定某一人群采用一种或几种简便并有一定准确性的方法，对某种遗传病或性状进行普查。在群体筛查时，要排除环境因素对疾病影响的可能性。

（三）双生子方法

双生子即双胞胎，有单卵双生和双卵双生两种情况。单卵双生是受精卵在第一次分裂后，每个子细胞各发育成一个胚胎，它们的遗传物质基本相同，表现型特征相似，性别相同。双卵双生是指由两个受精卵同时发育形成两个个体，两者的遗传物质不完全相同，故其遗传特性仅与同胞一样；性别可以相同，也可不同。

双生子方法是医学遗传学的重要研究方法，就是通过比较单卵双生子和双卵双生子在某一疾病或性状的发生一致性，可以估计该疾病或性状发生中遗传因素所起作用的大小。一般用发病一致率来表示：

$$发病一致率（\%）＝同病双生子对数/总双生子（单卵或双卵）对数×100\%$$

（四）种族差异比较

种族就是繁殖上隔离的群体。各个种族的基因库彼此不同，表现型特征也有差异，如肤色、眼睛颜色、血型、组织相容性抗原等，而某种疾病在不同种族中的发病率、临床表现、发病年龄、合并症等有显著性差异。在进行种族差异比较调查时最好安排在不同种族居民混杂居住的地区进行，以排除环境因素的干扰。

除上述方法外，还有疾病组分分析、动物模型、伴随性状研究和离体细胞研究等方法。

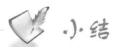 小结

医学遗传学是将遗传学基本理论与医学实践相结合的一门新学科，是遗传学知识在医学领域中的应用。主要研究人类遗传病的发生机制、传递规律、诊断、治疗及预防措施。遗传病是指由于生殖细胞或受精卵的遗传物质在结构或功能上发生了改变所引起的疾病，并按一定方式在上下代间传递。遗传病分为单基因遗传病、多基因遗传病、染色体病、线粒体遗传病及体细胞遗传病。研究医学遗传学的主要方法有系谱分析法、群体筛查法、双生子法等。医学遗传学在现代医学中具有非常重要的作用，学习和研究的目的是为了降低遗传病在人群中的发病率，不断提高人类的健康水平。

思考题

一、填空题

1. 医学遗传学是（   ）与（   ）相结合形成的一门边缘学科。

2. 按经典的概念，遗传病是指（   ）或（   ）内遗传物质发生突变或畸变，并按一定的方式传递给后代发育形成的疾病。

3. 现代遗传学认为，细胞内（   ）发生突变或畸变而导致的疾病都称为遗传病。

4. 遗传病具有三大特征（   ）、（   ）、（   ）。

5

5. 先天性疾病是指（   ）。
6. 家族性疾病是指（   ）。

二、名词解释

1. 遗传
2. 变异

3. 家族性疾病

三、问答题

1. 遗传病可分为哪五类？
2. 列举几种遗传病的研究方法。

第二章
遗传的细胞基础

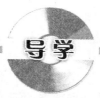

了解　细胞膜的分子结构特点和细胞膜内外物质交换的方式;染色体的显带技术。

熟悉　各种细胞器的结构和功能;染色质和染色体的概念与组成成分;配子形成过程中各类细胞的染色体数目与形态的变化。

应用　人类染色体形态特征及核型分析;细胞有丝分裂和减数分裂的特点。

　　细胞是生物体结构和功能的基本单位,也是生命活动、遗传的基本单位。细胞通过分裂而增殖,细胞的特殊性决定了生物个体的特殊性。因此,对细胞的深入研究是揭开生命奥秘、改造生命和征服疾病的关键。除病毒外,所有生物体都是由细胞构成的。真核细胞由细胞膜、细胞质和细胞核构成(图 2-1)。

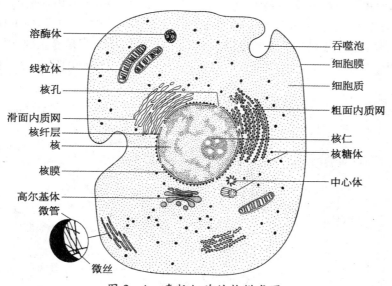

图 2-1　真核细胞结构模式图

第一节 真核细胞的结构

真核细胞是指含有真核(被核膜包围的核)的细胞。除细菌和蓝藻植物细胞以外,所有动、植物细胞都属于真核细胞。由真核细胞构成的生物称为真核生物。

一、细胞膜

细胞膜又称质膜,是细胞表面的一层薄膜,有时称为细胞外膜。细胞膜把细胞包裹起来,使细胞能够保持相对的稳定,维持正常的生命活动。此外,细胞所必需的养分吸收和代谢产物的排出都要通过细胞膜。

(一) 细胞膜的成分

细胞膜的化学成分主要有脂类、蛋白质和糖类,还有水、无机盐和少量的金属离子。

脂类主要有 3 种:磷脂、胆固醇和糖脂,其中以磷脂类为主,约占脂质总量的 65% 以上;其次是胆固醇,一般不低于 30%。此外,细胞膜上的糖脂是指细胞膜外层与糖分子结合的脂质分子。细胞膜的外侧脂质分子中有 50% 与糖分子结合。

蛋白质主要以两种形式同膜脂质相结合。有些蛋白质附着在膜的表面,称为附着蛋白;有些蛋白质分子则可以一次或反复多次贯穿整个脂质双分子层,甚至两端露出在膜的两侧,称为镶嵌蛋白。细胞膜所具有的各种功能,在很大程度上决定于膜所含的蛋白质。

细胞膜中糖类的含量远比脂类和蛋白质低,只占膜重量的 2%～10%。且糖类分子很少单独存在,它们总是与脂质或蛋白质结合,这种结合了糖的脂质和蛋白质就分别称为糖脂和糖蛋白。

(二) 细胞膜的分子结构模型

从 20 世纪 30 年代以来就提出了各种有关膜的分子结构的假说,如单位膜模型、液态镶嵌模型、晶格镶嵌模型、板块镶嵌模型等。目前仍为大多数人所接受的则是 70 年代初期(Singer 和 Nicholson,1972)提出的液态镶嵌模型(图 2-2)。这一假想模型的基本内容是:膜的共同结构特点是以液态的脂质双分子层为基本框架,其中镶嵌着具有不同的分子结构、不同生理功能的蛋白质分子,并连有一些寡糖和多糖链。液态镶嵌模型特点是:①脂质膜不是静止的,而是动态的、流动的;②细胞膜两侧是不对称的,因为两侧膜蛋白存在差异,同时两侧的脂类分子也不完全相同;

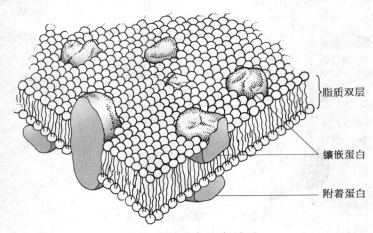

脂质双层

镶嵌蛋白

附着蛋白

图 2-2 液态镶嵌模型

③细胞膜上相连的糖链主要发挥细胞间"识别"的作用；④膜蛋白有多种不同的功能，如发挥转动物质作用的载体蛋白、通道蛋白、离子泵等。这些膜蛋白主要以螺旋或球形蛋白质的形式存在，并以多种不同形式镶嵌在脂质双分子层中或表面；⑤细胞膜糖类多数裸露在膜的外侧，可以作为它们所在细胞或它们所结合蛋白质的特异性标志。

（三）细胞膜的功能

细胞膜是细胞和外界环境之间的屏障，因此细胞膜的主要功能是保护和运输作用。下面主要介绍细胞膜内外物质的交换方式。

1. **单纯扩散**　又称自由扩散或简单扩散，是指某些小分子物质能顺浓度梯度从高浓度侧向低浓度侧穿过细胞膜的运输方式。其特点是：①沿浓度梯度（或电化学梯度）扩散；②不需要提供能量；③没有膜蛋白的协助。物质脂溶性越高则通透性越大，水溶性越高则通透性越小；非极性分子比极性分子容易透过，小分子比大分子容易透过。具有极性的水分子容易透过是因为水分子小，可通过由膜脂运动而产生的间隙。非极性的小分子如 O_2、CO_2、N_2 也可以很快透过脂双层（图 2-3）。

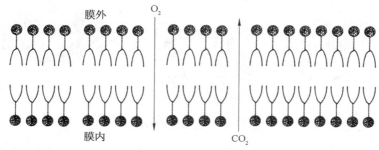

图 2-3　单纯扩散示意图

2. **协助扩散**　指非脂溶性或脂溶性很小的物质，借助于细胞膜上的运载蛋白或通道蛋白的帮助，顺浓度梯度和（或）顺电位梯度（电位差）通过细胞膜的转运过程（图 2-4）。

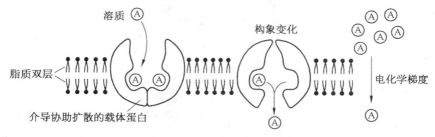

图 2-4　协助扩散示意图

根据细胞膜蛋白质特性不同，协助扩散一般可分为载体转运和通道转运两种类型。载体转运是以运载蛋白为中介的协助扩散，运载蛋白在细胞膜的高浓度一侧能与被转运的物质相结合，然后可能通过其本身构型的变化而将该物质运至膜的另一侧，某些小分子亲水性物质如葡萄糖、氨基酸就是靠载体转运进出细胞的。通道转运是以通道蛋白为中介的协助扩散，通道蛋白像贯通细胞膜的一条管道，开放时被转运的物质顺浓度梯度通过管道进行扩散，关闭时该物质不能通过细胞膜。当膜电位改变或膜受到某些化学物质的作用时，通道蛋白的构型可发生改变，于是出现通道的开放或关闭。

3. **主动运输**　指细胞膜上的载体蛋白将离子、营养物和代谢物等逆浓度梯度或电位梯度从低浓度侧向高浓度侧的耗能运输(图2-5),所耗能量大多由ATP提供。例如,在正常生理条件下,人红细胞内 K^+ 的浓度比血浆中 K^+ 的浓度高出许多倍,但 K^+ 仍能从血浆进入红细胞内;人红细胞内 Na^+ 浓度比血浆中低很多,但 Na^+ 仍由红细胞内向血浆中透出,呈现一种逆浓度梯度的"上坡"运输。近年来均以"泵"的概念来解释主动运输的机制,机体细胞中主要是通过 Na^+,K^+-ATP酶和 Ca^{2+}-ATP酶构成的泵来完成主动运输。

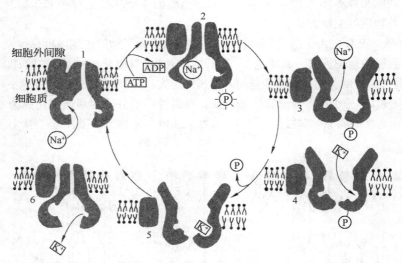

图2-5 主动运输示意图

4. 大分子与颗粒物质的运输 蛋白质、多核苷酸和多糖等大分子物质以及颗粒等是通过质膜变形运动产生内凹、外凸而将它们导出或导入细胞膜,具体又分为胞吞作用、胞吐作用(图2-6)。

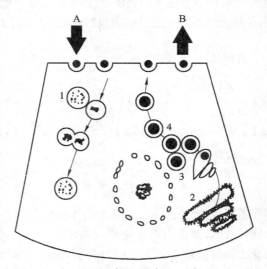

图2-6 胞吞和胞吐示意图

胞吞作用也称为入胞作用,是细胞膜表面首先发生内陷,然后把胞外大分子物质及颗粒物质包围成小泡,继而脱离细胞膜后进入细胞内的运输过程。根据吞入物质的状态与特异性不同,胞吞作用又分为吞噬作用、吞饮作用和受体介导3种方式。细胞吞入的如果是固体颗粒或分子复合物就称为吞噬；如果吞入的是大分子溶液物质则称为吞饮；受体介导的胞吞作用是一种特殊的胞吞方式，是指细胞通过膜上的特异性受体与细胞外特定物质结合并摄入胞内的过程。胞吐作用也称出胞作用，是指细胞内的大分子物质以分泌囊泡的形式排出细胞外的过程。

此外，细胞膜还具有信息传递和细胞识别等功能。

二、细胞质

真核细胞的细胞质是指细胞膜以内、细胞核以外的所有部分，主要包括细胞器、细胞质基质。

细胞器是分布于细胞质内、具有一定化学组成和形态特征并表现出某些特殊功能的结构。根据是否有膜包被，细胞器可分为膜性细胞器和非膜性细胞器。膜性细胞器主要有内质网、高尔基复合体、溶酶体、线粒体、过氧化物酶体等，非膜性细胞器主要有核糖体、中心体、微丝、微管、中间纤维等。

细胞质基质是指在细胞质中除去能分辨的细胞器外的呈胶态的基底物质，主要含有多种可溶性酶、糖、无机盐和水等。细胞质基质是活细胞进行新陈代谢的主要场所。

下面介绍几种重要的细胞器。

(一) 内质网

内质网是指细胞质中一系列囊腔和细管，彼此相通，形成一个隔离于细胞质基质的膜性管道系统(图 2-7)。内质网分为两类：一类是粗面内质网，另一类是滑面内质网。

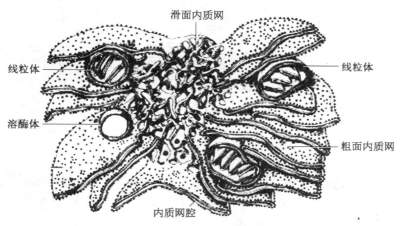

图 2-7　内质网示意图

1. **粗面型内质网(RER)**　粗面内质网大多为扁平的囊，少数为球形或管泡状的囊。在靠近核的部分，囊泡可以与核的外膜连接。粗面内质网的表面附着核糖体，核糖体是合成蛋白质的场所。粗面内质网不仅是核糖体的支架，而且是在核糖体上合成的分泌蛋白的运输通道，并能够对核糖体合成的多肽链进行一定的改造，或用于自身的装配和生成。粗面内质网常见于蛋白质合成旺盛的细胞中，如胰腺细胞中粗面型内质网特别发达，这与胰腺细胞合成和分泌大量的胰消化酶蛋白有关。

2. **滑面内质网(SER)**　在电镜下观察，滑面内质网表面无核糖体附着，多为分支小管和泡形细网，与粗面内质网、高尔基复合体、核膜等相连。肝细胞、小肠上皮细胞、分泌类固醇激素的细胞、胃壁和汗腺的细胞等富含滑面内质网，肌细胞中则以肌质网形式存在。其在不同细胞中具有不同功能：参与三酰甘油、磷脂、胆固醇合成，同时也参与生物转化作用；肌质网膜上有 Ca^{2+}，能摄取和

11

释放 Ca^{2+},参与肌肉收缩。

(二) 高尔基复合体

高尔基复合体是意大利科学家 Golgi 于 1898 年在猫的神经细胞中发现的,普遍存在于真核细胞中的一种细胞器。

1. 组成　高尔基复合体由蛋白质和脂类组成,蛋白质占 60%,脂类占 40%。在电镜下观察,高尔基复合体是由一些排列整齐的扁平囊膜堆叠在一起,形成高尔基复合体的主体结构。膜囊周围分布有大量的大小不等的囊泡(图 2-8)。高尔基复合体是一种有极性的细胞器,有比较恒定的位置和方向,物质从一侧进,从另一侧输出。它由顺面、反面和中间膜囊三部分组成。顺面也称形成面,或凸面,向着细胞核一侧,是一些多孔而呈连续分支状的管网结构,接受来自内质网新合成的物质并将其分类后转入高尔基复合体的中间膜囊。中间膜囊,主要由扁平囊组成,形成不同的间隔,中间膜腔较窄,周围多呈泡状。反面也称成熟面或凹面,向着细胞膜一侧,远离细胞的中心,形态呈管网状,并有分泌泡与之相连。

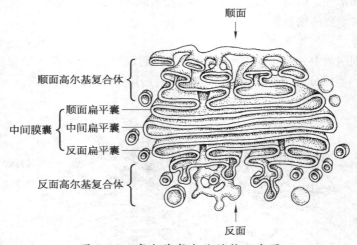

图 2-8　高尔基复合体结构示意图

2. 功能　高尔基复合体主要功能是将内质网合成并转运来的多种分泌蛋白质和脂类进行加工、分类和包装,然后分门别类地运送到细胞特定的部位或分泌到细胞外,被称为工厂的"加工包装车间"。此外,还参与合成和运输多糖、糖脂和糖蛋白。

(三) 溶酶体

溶酶体是由单层膜包裹的小泡,数目可多可少,大小也不等,含有多种酸性水解酶,这些酶有的是水溶性的,有的则结合在膜上。

1. 组成　溶酶体内含有多种高浓度的酸性水解酶,不同类型的细胞溶酶体所含酶的种类和数量也不一样,根据溶酶体完成其生理功能的不同阶段可将其分为初级溶酶体、次级溶酶体和残余小体。

初级溶酶体是高尔基复合体基体分泌形成的,含有多种水解酶,但没有底物。当初级溶酶体与含有被水解底物的小泡融合后称为次级溶酶体。次级溶酶体是正在进行消化作用的溶酶体。次级溶酶体由于水解酶活性下降或消失,还有一些未被消化和分解的物质被保留在溶酶体中,形成残余物,称为残余小体,也称为残留小体。残余小体有的可排出,有的长期贮留在细胞内不能排出,如神经细胞、肌细胞、肝细胞的残留物质仍蓄于细胞质中,形成脂褐素或老年性色素等。

2. 功能　溶酶体的主要功能是消化作用,是细胞内的消化"器官"。细胞自溶、防御以及对某些物质的利用均与溶酶体的消化作用有关。

溶酶体的消化作用分为3种。①异溶作用:溶酶体对进入细胞内的大分子物质进行消化,分解为小分子物质扩散到细胞质中,对细胞起营养作用的过程。②吞噬作用:溶酶体可以消化细胞内衰老的细胞器,其降解的产物重新被细胞利用。③自溶作用:在一定条件下,溶酶体膜破裂,其内的水解酶释放到细胞质中,从而使整个细胞被酶水解、消化,甚至死亡,发生细胞自溶。细胞自溶在个体正常发生过程中有重要作用。如无尾两栖类尾巴的消失等。

(四) 线粒体

线粒体是真核生物细胞中普遍存在的一种重要细胞器,由两层膜包被,是一种半自主性的细胞器。

1. 化学组成和形态结构　线粒体的化学成分主要是蛋白质和脂类。蛋白质占70%,线粒体中的蛋白质分为可溶性蛋白和不可溶性蛋白两类,可溶性蛋白如基质中的酶、外周膜蛋白等,不可溶性蛋白一般是构成膜的必要组成部分。脂类占30%。除蛋白质和脂类外,线粒体还含有许多辅酶、维生素、金属离子、DNA和RNA、核糖体等。基质中含量最多的是水。

线粒体的形态在光镜下观察为粒状、杆状、线状等。在电镜下观察到的结构是由两层单位膜套叠而成的封闭的囊状结构(图2-9),包括外膜、内膜、膜间隙和基质4个部分。

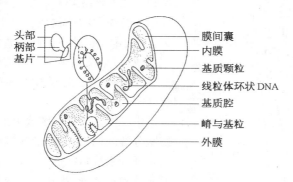

图2-9　线粒体结构示意图

外膜上具有孔蛋白构成的亲水通道,允许分子量为5 kDa以下的分子通过,1 kDa以下的分子可自由通过。内膜上含有许多蛋白质分子,通透性很低,仅允许不带电荷的小分子物质通过,大分子和离子通过内膜时需要特殊的转运系统。内膜向内折褶形成许多嵴,大大增加了内膜的表面积。线粒体内膜的嵴上有许多排列规则的颗粒称为线粒体基粒,由头部、柄部和基片3部分组成,每个基粒间相距约10 nm。基粒又称偶联因子,实际上是ATP合成酶,是一个多组分的复合物。膜间隙是内外膜之间的腔隙称为膜间隙,腔隙宽为6~8 nm。

2. 功能和半自主性　线粒体是细胞内氧化磷酸化和形成ATP的主要场所,有细胞"动力工厂"之称。糖类、脂类和蛋白质氧化时所释放出的能量,其中有40%~50%贮存在ATP分子中,可随时供给细胞的新陈代谢、分裂、运动、物质合成、神经传导等活动所需能量。此外,线粒体有自身的DNA和遗传体系,但线粒体基因组的基因数量有限,因此,线粒体只是一种半自主性的细胞器。

(五) 核糖体

核糖体是一种非膜性结构的细胞器。除哺乳类红细胞外,一切活细胞(真、原核细胞)中均有,在快速增殖、分泌功能旺盛的细胞中尤其多见。核糖体由大小两个亚基组成。

核糖体的功能是将 mRNA 上的遗传密码翻译成多肽链上的氨基酸顺序。因此,它是肽链的装配机,即细胞内蛋白质合成的场所(图 2-10)。

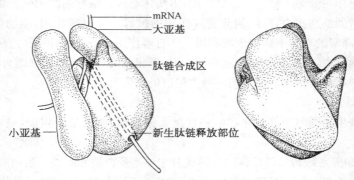

图 2-10 核糖体示意图

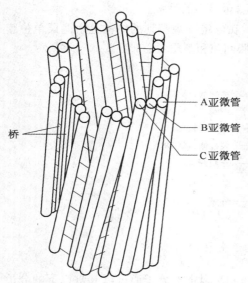

图 2-11 中心粒结构示意图

(六) 中心体

中心体是存在于动物细胞和低等植物如藻类或菌类细胞中的一种非膜性细胞器。中心体位于间期细胞核附近或有丝分裂细胞的纺锤体极区中心,由中心粒和中心粒周围物质构成。在电镜下观察,中心粒为一圆柱形小体,成对并彼此垂直排列。壁由 9 束微管环列而成,每束又均由 A、B、C 更小的亚微管构成一个三联体微管,每三联管相互之间斜向排列,似风车的旋翼(图 2-11)。

中心体是动植物细胞中主要的微管组织中心。在细胞分裂间期,中心体形成胞质微管,构成细胞骨架的主要纤维系统;在细胞有丝分裂期,经过复制的中心体形成纺锤体微管,指导有丝分裂过程的进行,与纺锤体的排列和染色体的移动有密切联系。

三、细胞核

细胞核是细胞的控制中心,在细胞的代谢、生长、分化中起着重要作用,是储存和复制遗传物质的主要场所。尽管细胞核的形状有多种多样,但它的基本结构却大致相同。用电子显微镜观察经过固定、染色的有丝分裂间期的真核细胞,可以看到间期的细胞核的主要结构是由核膜、核仁和染色质等构成。

(一) 核膜

核膜亦称核被膜,是真核细胞中普遍存在的结构,它们不仅是细胞质和细胞核的界限,而且还控制着核、质之间物质和信息的交流。

核膜是双层膜,膜厚为 7~8 nm(图 2-12)。外层核膜靠细胞质的一侧,有时附着有核糖体,并常可看到外层核膜与粗面内质网是连续的,因此可通过与内质网的物质交换而得以生长,迅速扩大或收缩。内层核膜的厚度基本同外层核膜相同,膜上无核糖体附着,其内表面常附有酸性蛋白质分子的聚合物组成的纤维网状结构(致密电子物质),称核纤层,核纤层是核膜及染色质的结构支架。两膜之间具有宽为 20～40 nm 的空隙，称为核周隙。核膜上有核孔，它是核质之间大分子如 mRNA 和蛋白质运输的通道。核膜在分裂前期解体，分裂末期重现。

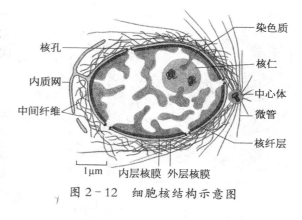

图 2－12　细胞核结构示意图

（二）核仁

核仁是真核细胞间期核中最明显的结构，呈圆形或椭圆形的颗粒状，没有膜包被（图 2－12）。核仁的大小、数目因生物种类、细胞类型和生理状态不同而有差异。蛋白质合成旺盛、生长活跃的细胞，如分泌细胞、卵母细胞及恶性肿瘤细胞，核仁较大占核体积的 25%；蛋白质合成能力低的细胞，如肌细胞、休眠的植物细胞等，其核仁体积很小。核仁在分裂前期消失，分裂末期又重新出现。

（三）染色质和染色体

染色质和染色体是细胞核内最重要的结构，是遗传物质 DNA 的载体，是同一物质在细胞周期不同时期（细胞分裂间期和分裂期）的两种表现形式。

第二节　染色质和染色体

在研究细胞的早期，人们用光镜在普通染色的标本上发现，细胞核中有些块状或颗粒状的物质很容易被碱性染料着色。它们在核内分布很不均匀，有着不同的着色深度。1879 年 Flemming 提出了染色质的概念，1888 年 Waldeyer 提出了人类染色体的命名。在间期细胞中，染色质伸展成丝网状结构；细胞进入分裂期，染色质高度折叠凝缩成条状或棒状的染色体。

一、染色质

（一）染色质的主要化学组成

染色质的主要化学组成是 DNA、组蛋白、非组蛋白和少量的 RNA。其中，组蛋白与 DNA 的比例近于 1:1。

DNA 是染色质的重要成分，信息的载体，性质稳定，含量稳定。组成染色质的蛋白质可分为组蛋白和非组蛋白两类。组蛋白是真核细胞中染色质的主要蛋白质成分，可分为 H_1、H_2A、H_2B、H_3、H_4 5 类。5 种组蛋白各自在染色质的分布和功能不同，H_2A、H_2B、H_3、H_4 常聚合在一起，能将 DNA 分子盘绕成核小体；H_1 则可能有助于核小体转换成更高一级的结构。非组蛋白是指细胞核中组蛋白以外的蛋白质，其不是一种具体的蛋白质的名词，而是众多蛋白质的总称。

（二）染色质的结构

1974 年 Kornberg 等人根据染色质的酶切降解和电镜观察，发现核小体是构成染色质的基本结构单位，因此提出了染色质结构的"串珠模型"。

1. **核小体**　为组成染色质的基本结构单位，一个核小体的结构包括长约 200 碱基对（bp）的 DNA、8 个组蛋白分子构成的八聚体和 1 个分子的组蛋白 H_1（图 2－13）。其中，组蛋白 H_2A、H_2B、H_3 及 H_4 各 2 个分子组成的八聚体形成一个核心，再由 140 bp 左右的 DNA 片段在八聚体的外面缠绕 1.75 圈，并通过长约 60 bp 的一段 DNA 与下一个核小体相连接，此处称为连接部。组蛋白 H_1 与连接部 DNA 结合封闭了核小体的进出口，稳定核小体的结构，并与染色质的浓缩有关。

15

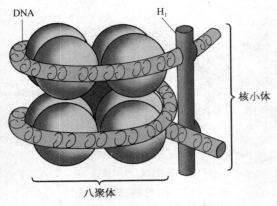

DNA

H₁

核小体

八聚体

图 2-13 核小体结构模式图

一个 DNA 分子可连接若干个核小体,形成直径为 10 nm 的串珠状结构。串珠状结构的形成将 DNA 分子的长度压缩至 1/7 左右,这是染色质的一级结构。

2. 螺线管 为染色质二级结构,以 6 个核小体为一圈围绕成的中空性管道。螺线管的外径 30 nm,内径 10 nm。H₁ 位于螺线管内侧,对螺线管的稳定起着重要作用。螺线管的形成又将串珠状核小体的长度压缩至 1/6 左右,也就是将 DNA 分子的长度压缩至 1/42。

3. 超级螺线管 30 nm 的螺线管再围绕一个中心轴螺旋盘旋形成超级螺线管。超级螺线管的直径约为 400 nm,该结构为染色质三级结构,DNA 分子的长度又压缩至二级结构的 1/40。

4. 染色单体 为染色质四级结构,是超级螺线管进一步螺旋、折叠,形成直径为 $1\sim2~\mu m$、长度为 $2\sim10~\mu m$ 的染色单体。DNA 分子的长度在此基础上又压缩至三级结构的 1/5。

综上所述,从线性 DNA 分子经过以上 4 级演变到染色单体,其长度将近压缩至 DNA 分子原长的 1/8 400(图 2-14)。

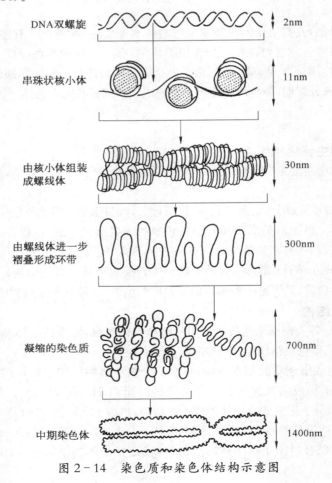

DNA双螺旋 — 2nm

串珠状核小体 — 11nm

由核小体组装成螺线体 — 30nm

由螺线体进一步褶叠形成环带 — 300nm

凝缩的染色质 — 700nm

中期染色体 — 1400nm

图 2-14 染色质和染色体结构示意图

（三）染色质的类型

间期的细胞核中的染色质根据其形态可以分为常染色质和异染色质两类。

1. **常染色质**　用电镜来观察染色质,并结合生化分析,就会发现所谓的染色质,实际上主要是一条条长而弯曲的细丝。细丝不是每一处都平直地伸展在核内,而是盘曲在核内的。在间期细胞核中,当细丝呈解螺旋化、染色较浅、折光性小,这部分染色质就是常染色质。常染色质功能活跃,能进行转录或复制,在一定程度上控制着间期细胞的活动。电镜下可见均匀分布于核内,多位于细胞核中央部位和核孔的周围。

2. **异染色质**　异染色质是间期细胞核中结构紧密的染色质,碱性染料着色深,螺旋化程度高,转录不活跃,呈现出不同的深染纤维或颗粒状团块散布在整个细胞核中,常分布于核的边缘,贴在核膜的内表面;还有一些与核仁结合,构成核仁染色质的一部分。

根据其功能特点,异染色质可以分为结构异染色质和兼性异染色质。结构异染色质多位于着丝粒区域、端粒和染色体臂的副缢痕部位,含有重复序列 DNA。这种异染色质除了复制期外,在整个细胞周期均处于凝聚状态。而兼性异染色质在细胞一定的发育阶段可以转变为异染色质而丧失转录活性,也能在一定条件下转变为常染色质而恢复转录活性。

常染色质和异染色质在化学本质上没有任何差别,在结构上也是连续的,它们只是染色体的两种不同存在状态而已。细胞核中常染色质与异染色质的比例因不同细胞种类、细胞发育的不同阶段或不同的生理状态而不同,如专一化程度很高的精子细胞核内往往以致密的异染色质为主,而分化低、分裂快的胚胎细胞则以常染色质为主。

二、染色体

染色体位于细胞核内,是组成细胞核的基本物质,是核基因的载体,有储存和表达遗传信息的功能。

在细胞分裂期的特定阶段,DNA 分子进行自我复制后使 DNA 的含量增加了 1 倍。但一个 DNA 分子复制成两个分子后并不完全分离,而是借助一点(着丝粒)暂时连在一起。在染色体形成过程中,非组蛋白形成的网状结构为其提供了基本骨架。两条染色体单体的非组蛋白支架在着丝粒区域相连接。通常,细胞内 DNA 含量增加 1 倍以后,细胞会很快分裂,同时,DNA 分子全部达到 4 级结构(或者说形成染色单体)。至分裂中期,DNA 分子都变成光镜下清晰可见的棒状结构的染色体。

染色体的形态结构和数目在同种生物中相对恒定,在不同种类的生物中各不相同,这对于维持物种的稳定、生物的进化具有特别重要的意义。细胞分裂中期的染色体形态结构特征相对稳定、典型、易于观察和分析,因此,一般多采用中期染色体作为分析对象。

第 三 节　人 类 染 色 体

1956 年 Tjio 和 Leven 首先确定人类体细胞染色体数目为 46 条。20 世纪 70 年代后,随着多种染色体显带技术的发展,大大提高了染色体分析的精确性。

一、人类染色体的形态、数目与类型

在细胞增殖周期中的不同时期,染色体的形态结构不断地变化着。在有丝分裂中期,染色体达到凝缩的高峰,轮廓结构清楚,此时形态结构最典型,可以在光学显微镜下观察,常用于染色体研究和临床上染色体病的诊断。

17

每一中期染色体均由两条染色单体构成,构成这两条单体的DNA链的碱基排列完全相同,故互称为姐妹染色单体。典型的染色体通常包含以下几个部分:长臂和短臂、着丝粒、主缢痕、副缢痕、随体和端粒等(图2-15)。

1. **着丝粒**　两条染色单体彼此相连处,着丝粒是纺锤丝附着点,着丝点在细胞分裂时,对于染色体向两极牵引具有决定性作用。着丝粒将染色体划分为短臂(p)和长臂(q)两部分。

2. **主缢痕**　为着丝粒处缩窄区域。

3. **副缢痕**　在某些染色体的长、短臂上还可见凹陷缩窄的部分,又称次缢痕。副缢痕与核仁的形成有关,是核仁的组成部分,在细胞分裂时,它紧密联系着一个球形的核仁,因而成为核仁组织中心。

4. **随体**　为某些染色体的短臂末端的球状结构。随体柄部为缩窄的副缢痕,与核仁的形成有关,称为核仁形成区。

5. **端粒**　在短臂和长臂的末端分别有一特化部位称为端粒。端粒起着维持染色体形态结构的稳定性和完整性的作用。若端粒缺失,则染色体末端将失去其稳定性,发生染色体间非正常连接,形成畸变染色体。

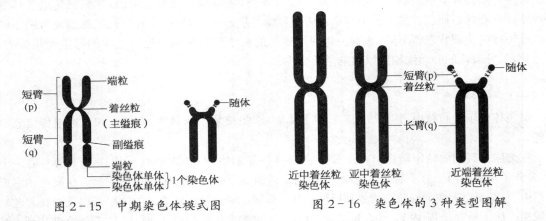

图2-15　中期染色体模式图　　　　图2-16　染色体的3种类型图解

染色体上的着丝粒位置是恒定不变的,故着丝粒的位置是鉴定染色体类型的一个非常重要的标志,根据染色体着丝粒的位置可将人类染色体分为3种类型。①近中着丝粒染色体:着丝粒位于染色体纵轴的1/2~5/8处;②亚中着丝粒染色体:着丝粒位于染色体纵轴的5/8~7/8处;③近端着丝粒染色体:着丝粒位于染色体纵轴的7/8~末端(图2-16)。

二、人类染色体的识别

1960年,在美国丹佛召开了第一届国际细胞遗传学会议,讨论并确定了细胞内染色体组成的描述体制——丹佛体制,用来作为识别和分析人类染色体的依据。根据丹佛体制,将人类体细胞的46条染色体分成23对,其中1~22对为男女共有,称为常染色体;另1对男女有别,称为性染色体,女性为XX,男性为XY。

(一) 非显带染色体的识别

1. **核型分析**　核型是指将一个体细胞中的全部染色体,根据丹佛体制按其大小、形态特征顺序排列所构成的图像。当人们把细胞分裂中期染色体的显微摄影照片放大后,逐条裁剪下来进行染色体数目、形态特征的分析,确定其是否与正常核型完全一致,称为核型分析。将体细胞23对染色体分为 A、B、C、D、E、F、G 7 个组,各组染色体的分类特征见表 2-1、图 2-17。

表 2-1　人类核型分组与各组染色体形态特征(非显带标本)

组号	染色体号	大小	着丝粒位置	副溢痕	随体	可鉴别程度
A	1~3	最大	近中(1、3 号) 亚中(2 号)	1 号常见	—	可鉴别
B	4~5	大	亚中	—	—	难鉴别
C	6~12、X	中等	亚中	9 号常见	—	难鉴别
D	13~15	中等	近端	—	有	难鉴别
E	17~18	较小	近中(16 号) 亚中(17、18 号)	—	—	16 号可鉴别 17、18 号难鉴别
F	19~20	小	近中	—	—	难鉴别
G	21~22、Y	最小	近端	—	21、22 号有,Y 无	可鉴别

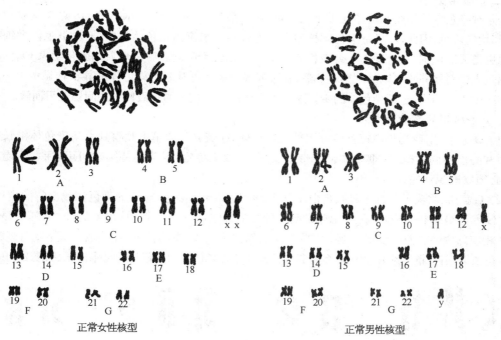

正常女性核型　　　　　　　　正常男性核型

图 2-17　正常人类染色体非显带核型

A 组:包括 1~3 号染色体,为最大的一组染色体,其中 1 号和 3 号是典型的近中着丝粒染色体,2 号是亚中着丝粒染色体。此外,在 1 号染色体长臂上常可见有一个副缢痕。

B 组:包括 4~5 号染色体,为大的亚中着丝粒染色体,彼此之间难以区别。

C 组:包括 6~12 号和 X 染色体,为中等大小的亚中着丝粒染色体,彼此不易区分。其中 6、7、8、11 号和 X 染色体的短臂较长,9、10、12 号染色体的短臂较短,X 染色体的大小介于 7 号和 8 号染色体之间,9 号染色体长臂上常有一明显的副缢痕。

D 组:包括 13~15 号染色体,为中等大小的近端着丝粒染色体,短臂末端均有随体。

E 组:包括 16~18 号染色体,为较小的染色体,其中 16 号为近中着丝粒染色体,长臂上可见副

19

缢痕；17、18 号都是亚中着丝粒染色体，后者的短臂较前者短。

F组：包括 19～20 号染色体，为最小的近中着丝粒染色体。

G组：包括 21～22 和 Y 染色体，为最小的近端着丝粒染色体，其中 21、22 号染色体的短臂具有随体；Y 染色体通常染色较深，长臂的两条单体呈平行状，可见有一副缢痕，短臂末端无随体；Y 染色体的长度往往可变，大者可达 D 组染色体长度，且具有遗传性。

2. 核型描述　在描述一个核型时，描述的第一项是染色体的总数（包括性染色体），然后用逗号隔开，后面是性染色体组成。如正常男性核型是 46，XY；正常女性核型是 46，XX。下面是一些常见异常核型的描述：

45，X；表示 45 条染色体，一条 X 染色体。

47，XXY；表示 47 条染色体，性染色体为 XXY。

47，XY，＋21；表示 47 条染色体，性染色体 XY，多一条 21 号染色体。

69，XXY；表示具有 69 条染色体的三倍体，其性染色体为 XXY。

45，X/46，XX；表示具有两个细胞系的嵌合体，一个为 45，X，另一个为 46，XX。

（二）显带染色体的识别

按常规染色方法所得到的非显带染色体标本，一般用 Giemsa 染色，使染色体（除着丝粒和副缢痕外）都均匀着色，因此，非显带染色体核型很难准确鉴别出组内染色体的序号，对染色体微细结构的概念更是无法识别，这一度使人类染色体的研究工作受到限制。后来瑞典细胞化学家 Caspersson 等应用荧光染料氮芥喹吖因处理染色体后，在荧光显微镜下可观察到染色体沿其长轴显示出一条条宽窄和亮度不同的横纹，即染色体的带。这一染色体的显带技术的突破使上述问题迎刃而解。

1. 几种常用的显带技术

（1）Q 显带：用荧光染料氮芥喹吖因处理染色体，在荧光显微镜下观察到每条染色体沿长轴显现宽窄和亮度不同的横纹，即 Q 带。Q 带带纹明显，效果稳定，但荧光持续时间短，标本不能长期保存，必须立即观察并显微摄影。

（2）G 显带：将染色体标本经胰蛋白酶处理，再用 Giemsa 染色，显示的染色深浅交替的横纹，即 G 带。G 带与 Q 带相对应，即在 Q 显带的亮带的相应部位，被 Giemsa 染成深染的带，而在 Q 显带中暗带的相应部位则被染成浅染的带。G 带不仅制作方法简单，带纹清晰，在普通光镜下就可观察，而且标本可长期保存，重复性好。因此，G 显带被广泛用于染色体病的诊断与研究（图 2-18、图 2-19）。

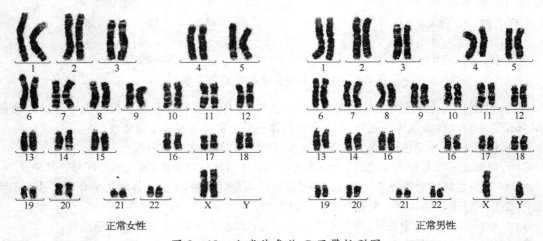

正常女性　　　　　　　　　正常男性

图 2-18　人类染色体 G 显带核型图

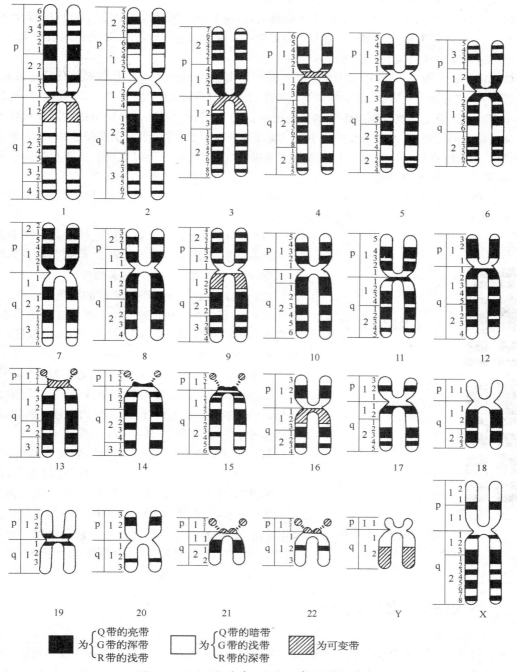

图 2-19 人类染色体 G 显带核型模式图

（3）R 显带：染色体标本经热磷酸盐 80～90 ℃处理，再用 Giemsa 染色显示的横纹，即 R 带。R 带带纹与 G 带相反，即 G 带深染部分，R 带呈浅染；G 带浅染部分，R 带呈深染。且对于 G、Q 显带的染色体的两臂末端均为浅带或者不显示荧光，在 R 带则会被染色，与 G 带具有互补性。因此，R 带有利于测定染色体长度，观察末端区域的结构异常。

21

上述 Q、G、R 3 种带型是染色体的整体显带。

（4）C 显带：染色体经热碱如 $Ba(OH)_2$ 处理后，再用 Giemsa 染色，使得每一染色体的着丝粒区特意性着色，这种带型称为 C 带。C 带技术用以专门研究着染色体丝粒区、Y 染色体以及 1、9、16 号染色体的副缢痕区结构上的变化。

（5）高分辨 G 带：应用普通 G 显带分析的是中期染色体，由于中期染色体螺旋化程度最高，染色体最短，一些带纹发生融合，显示的带纹数较少。如一套中期染色体带纹为 320 条带纹，这种带纹水平有时难以满足人类细胞遗传学的研究要求。20 世纪 70 年代后期，应用细胞同步化技术和秋水仙胺短时间处理，在细胞分裂的早中期或晚前期获得更长、带纹更丰富的染色体，称为高分辨带染色体。由此，在原来带的水平上又细分出亚带和次亚带，有利于发现更多更微小的染色体结构异常，使基因定位也更准确。

2. 显带染色体命名和书写　根据国际人类遗传学会议指定的人类细胞遗传学命名的国际体制（ISCN），对染色体显带的标注制定了统一使用的符号和术语。

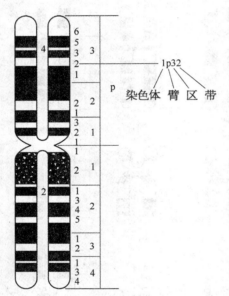

图 2-20　显带染色体的界标、区和带示意图

（1）界标：界标是确认每一染色体上具有重要意义的、稳定的、有显著形态学特征的指标，包括染色体两臂的末端、着丝粒和某些稳定且显著的带。

（2）区：区是两个相邻界标之间的染色体区域。

（3）带：每一条染色体都是由一系列连贯的带组成，没有非带区。它借助其亮-暗或深-浅的着色强度，清楚地与相邻的带相区别。

（4）亚带：在带的基础上，再分出若干细小的带纹。

描述一特定带时需要写明以下 4 个内容：①染色体序号；②臂的符号；③区的序号；④带的序号。例如，1p31 表示 1 号染色体，短臂，3 区，1 带。

每一染色体都以着丝粒为界标，分成短臂（p）和长臂（q）。区和带的序号均离着丝粒最近处为起点，沿着每一染色体臂分别向长臂、短臂的末端依次编号为 1 区、2 区……以及 1 带、2 带……界标所在的带属于此界标以远的区，并作为该区的第 1 带。被着丝粒一分为二的带，分别归属于长臂和短臂，分别标记为长臂的 1 区 1 带和短臂的 1 区 1 带（图 2-20）。

三、人类性别决定与性染色质

（一）性别决定

人类的 X 染色体和 Y 染色体与性别决定和分化有着密切的关系，因此被称为性染色体。性染色体的组成在男性和女性分别为 XY 和 XX，即男性为异型性染色体，女性为同型性染色体，这种性别决定方式为 XY 型性别决定。Y 染色体断臂上有一个睾丸决定因子（TDF）基因，该基因具有强烈的男性化作用，与多个基因共同影响性别分化。一般来说，一个个体有 Y 则发育成男性，否则发育为女性。

（二）性染色质

性染色质存在于间期细胞中，包括 X 染色质和 Y 染色质。

1. **X 染色质** 1949 年 Barr 等人在雌猫的神经元细胞核中发现一种浓染小体,直径约为 1 μm,但雄猫中却没有这种结构。进一步的实验发现,几乎所有的雌性哺乳动物(包括人类)的间期细胞核都有这种性别差异的结构,这种特异的结构就是 X 染色质(也称 Barr 小体)。为什么男女细胞存在这种差异呢? 1961 年,赖昂(Lyon)解释了这个问题,被称为"赖昂假说",其要点如下。

(1)剂量补偿:女性有两条 X 染色体,只有 1 条具有转录活性,另一条 X 染色体失活即无转录活性,这样男女体细胞中的 X 连锁基因产物在数量上就基本相等,把这种现象就称为剂量补偿。失活的 X 染色体在间期细胞核中呈浓缩状态,形成一个直径约为 1 μm 大小的椭圆形小体,称为 X 染色质,把这种现象称为 X 染色质阳性(图 2-21)。

赖昂假说认为,一个人无论有几条 X 染色体,只有一条保留活性,其余全部失活。因此,一个细胞中所含 X 染色体总数等于 X 染色质的数目加 1。例如,46,XX,有 1 个 X 染色质;47,XXX,有 2 个 X 染色质。

(2)随机失活:女性的 2 条 X 染色体,1 条来自父亲,1 条来自母亲,2 条 X 染色体失活的机会均等,也就是说发生异固缩的 X 染色体,可能来自父亲,也可能来自母亲。

(3)失活发生在胚胎发育早期:大约在人胚胎发育的第 16 天时,每个细胞中就有 1 条 X 染色体失去活性。如果一个细胞中的父方 X 染色体失活,那么,由它分裂而产生的所有子细胞都是该 X 染色体失活。反之,如果失活的是母方的 X 染色体,那么,由它产生的全部子细胞也是如此。

2. **Y 染色质** 正常男性的间期细胞用荧光染料染色后,在细胞核内可出现一强荧光小体,直径为 0.3 μm 左右,称为 Y 染色质(图 2-21)。

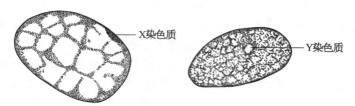

图 2-21 X 染色质和 Y 染色质

Y 染色体长臂远端部分为异染色质,可被荧光染料染色后发出荧光。这是男性细胞中特有的,女性细胞中不存在。所以,细胞中 Y 染色质的数目与 Y 染色体的数目相同。如核型为 47,XYY 的个体,细胞核中有两个 Y 染色质。

临床上可利用口腔上皮细胞、羊水细胞和绒毛细胞对间期细胞核中 X 染色质和 Y 染色质的检查进行性别的初步鉴定,也可以用于诊断性染色体数目异常的疾病。

第四节 细胞的增殖

细胞的增殖是生物体的重要生命特征,是指细胞通过生长和分裂,获得与母细胞相同遗传信息的子细胞,并使细胞数目增多的过程。

一、细胞增殖的方式

单细胞生物,以细胞分裂的方式产生新的个体。多细胞生物,以细胞分裂的方式产生新的细胞,用来补充体内衰老和死亡的细胞。同时,多细胞生物可以由一个受精卵,经过细胞的分裂和分化,最终发育成一个新的多细胞个体。细胞增殖是生物体生长、发育、繁殖和遗传的基础。

23

原核生物的细胞增殖主要是无丝分裂,如细菌等。在高等动物和人体中也存在无丝分裂,但这不是主要的细胞分裂方式,只见于衰老和病变的细胞中。真核生物细胞增殖的方式主要是有丝分裂。此外,进行有性生殖的高等生物,在形成成熟的生殖细胞时,要进行减数分裂。因此,无丝分裂、有丝分裂和减数分裂是生物界细胞增殖的 3 种方式。

二、细胞增殖周期

(一) 概念

细胞增殖周期是指细胞从前一次分裂结束开始,到下一次分裂结束为止所经历的过程。以前,人们把细胞增殖周期划分为分裂期和静止期两个阶段,当时认为分裂期是细胞增殖周期中的主要阶段。

近年来,由于放射自显影和细胞化学等技术的迅速发展,对于细胞增殖过程的动态研究也日趋深入。现在了解到,过去一直被忽视的所谓"静止期"却是细胞增殖周期中极为关键的一个阶段,因为与 DNA 分子复制有关的一系列代谢反应,都是在这个阶段进行的。所以,现在都把"静止期"称为间期。

(二) 细胞增殖周期各时相

一般把细胞增殖周期分为间期和分裂期两个阶段,间期分为 G_1 期(DNA 合成前期)、S 期(DNA 合成期)、G_2 期(DNA 合成后期)3 个时期,分裂期(M 期)分为前期、中期、后期和末期 4 个时期。

根据子细胞 DNA 合成和分裂能力的不同,可将哺乳动物的细胞分为 3 类。①终端分化细胞:已分化为具有一定功能的细胞,终身处于 G_1 期,通过分化、衰老至死亡,如角质细胞、神经细胞、肌细胞、红细胞等。终端分化细胞的需求只有干细胞才能补充。②暂时不育细胞:又称休止细胞(静止期细胞),是一些分化后具有一定功能的细胞,不再进行细胞分裂,但当给予某种刺激时,可重新进入细胞周期,可见这些细胞是暂时不继续增殖,但具潜在增殖能力,如肝细胞、肾细胞、淋巴细胞。③增殖细胞(周期中细胞、连续分裂的细胞):这些细胞保持分裂能力,不断地由一次分裂进入下一次分裂,如小肠绒毛上皮隐窝细胞、表皮基底层细胞和部分骨髓细胞等。

下面以有丝分裂的过程来介绍细胞增殖周期各时期的特点。

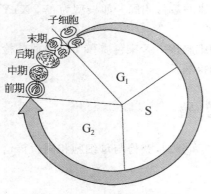

图 2 - 22　细胞周期各时期分配模式图

三、有丝分裂

(一) 间期

间期是两次细胞分裂的中间时期,通常讲细胞核的形态、结构就是指的间期细胞核,染色体没有可见的结构(图 2 - 22、图 2 - 23)。

1. G_1 期　是从前一次细胞分裂完成至 DNA 合成开始的时期,处在 G_1 期的细胞,当它们待要进入细胞周期时,首先要进行旺盛的物质合成,产生 rRNA、mRNA、tRNA 和核蛋白体,细胞体积增大,为进入 S 期做各种物质准备。由于没有进行 DNA 复制,每条染色质由一条 DNA 分子构成。G_1 期持续时间变化较大,依细胞类型不同,历时长短不等,有的数小时至数日,有的数月,也有些细胞终身处于此阶段,如神经细胞和心肌细胞等。G_1 期是推进细胞周期的关键时刻,也是药物等因素作用于细胞周期的一个敏感点。

24

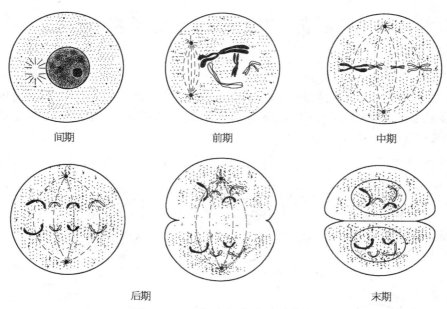

间期　　　　　　　　前期　　　　　　　　中期

后期　　　　　　　　　　　　末期

图 2-23　有丝分裂过程模式图

2. S 期　主要是进行 DNA 的复制,其总量增加 1 倍,此时产生成对的染色体单体,组蛋白和非组蛋白也有合成。DNA 的复制是细胞增殖的关键,只有完成 DNA 复制以后的细胞才能进入 M 期。一般细胞的 S 期持续时间为 6~8 个 h。临床上某些化疗药物作用于此期,阻断肿瘤细胞的 DNA 合成,以达到治疗的目的。

3. G_2 期　主要是合成与有丝分裂有关的特殊蛋白质、RNA、成熟促进因子等,做好进入分裂期的准备。此时细胞里含有两套完整的二倍体染色体,不再进行 DNA 合成。同时,染色质螺旋化,产生凝集。G_2 期持续时间较短,一般为 1~2 h。

（二）分裂期

1. 前期　前期的主要特点是:①染色质凝集,由细长的染色质逐渐缩短变成粗形染色体。因为染色体在间期中已经复制,故每条染色体由两条姐妹染色单体组成。②纺锤体形成。在间期,细胞中的一对中心粒复制成两对。进入前期,两对中心粒沿核膜外边移动至细胞两极,同时每对中心粒向周围产生纺锤丝,两对中心粒之间的纺锤丝形成梭形的纺锤体。③核仁渐渐消失,核膜破裂(图 2-23)。

2. 中期　中期染色体浓缩变粗,这时的染色体最清晰、最典型,显示出该物种所特有的染色体数目和形态。每条染色体的两条姐妹染色单体靠着丝粒相连,两极的纺锤丝分别附着在着丝粒两侧。在两极的纺锤丝作用下,染色体移动到细胞中央赤道面上(图 2-23)。

3. 后期　排列在赤道面上的每一条染色体着丝粒纵裂为二,两条姐妹染色单体分开,分开的染色体称为子染色体。随后两条姐妹染色单体以同样的速度移向细胞的两极(图 2-23)。

4. 末期　当染色体到达两极后,纺锤体消失,子染色体首先解螺旋变成细长的染色质,其周围集合核膜成分,融合而形成新的核膜,核内出现核仁。至此,两个新细胞核形成。与此同时,细胞膜在中央赤道面处横缢,将细胞质分成两部分,形成两个子细胞(图 2-23)。

25

第五节　减数分裂与配子发生

一、减数分裂

　　减数分裂是生物在有性生殖过程中形成生殖细胞(精子和卵子)时,发生的一种特殊的有丝分裂。其主要特点是:DNA 只复制一次,细胞连续分裂两次,分裂后子细胞中的染色体数目减少了一半,故称为减数分裂(图 2-24)。

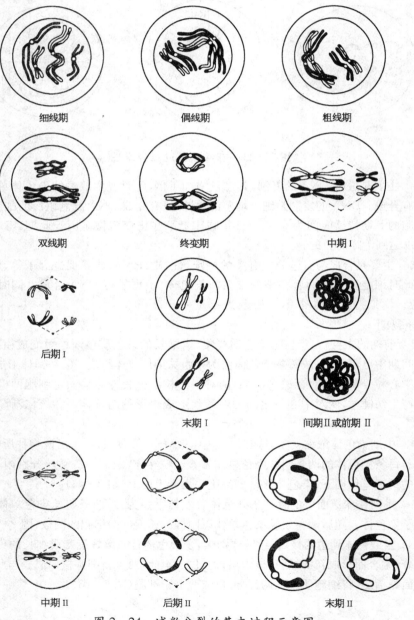

图 2-24　减数分裂的基本过程示意图

减数分裂分为前间期、第一次减数分裂(减数分裂Ⅰ)、间期Ⅱ和第二次减数分裂(减数分裂Ⅱ)。

（一）前间期(间期Ⅰ)

细胞在进入减数分裂之前要经过一个较长的时期,称减数分裂前间期或前减数分裂期,也可分为 G_1 期、S 期和 G_2 期。

（二）第一次减数分裂

1. 前期Ⅰ　前期Ⅰ持续时间比有丝分裂的前期长一些,且过程十分复杂。根据染色体的形态及行为特征,可将该期分为细线期、偶线期、粗线期、双线期、终变期。

（1）细线期:染色质开始凝集,变成细长如线,局部可见念珠状染色粒,由于间期染色体已经复制,每个染色体含有两个染色单体,但在光镜下辨认不出两条染色单体。

（2）偶线期:各对同源染色体分别配对,出现联会现象。联会一般是从靠近核膜的一端开始,有时在染色体全长的若干点上也同时进行。配对是靠两条同源染色体间沿长轴形成的联会复合体实现的。同源染色体是指大小、形态、结构基本相同,一条来自父方,一条来自母方,在减数分裂中联会的一对染色体。联会后的每对同源染色体称为二价体。由于联会,细胞中的染色体由 2n 条染色体形成 n 个二价体。

（3）粗线期:染色体进一步螺旋化,变得粗短,结合紧密。在光镜下只有局部可以区分同源染色体,此时的二价体包含有四条染色单体,故又称四分体。二价体中一个染色体的两条染色单体,互称为姐妹染色单体。而不同染色体的染色单体,则互称为非姐妹染色单体。这一时期同源染色体的非姐妹染色单体之间发生局部交叉,其内在变化是同源染色体的非姐妹染色单体片段发生交换。交换的结果是产生基因重组。

（4）双线期:四分体继续缩短变粗,各个联会了的二价体虽因非姐妹染色单体相互排斥而松解,但仍被一两个以至几个交叉联结在一起。同源染色体相互排斥而发生分离。交叉点也向两端移动,称为交叉端化。

（5）终变期:染色体变得更为浓缩和粗短,交叉向二价体的两端移动,逐渐接近于末端。且交叉的数目逐渐减少,纺锤体开始形成。核仁开始消失,核被膜解体。此时,每个二价体分散在整个核内,可以区分开来,故是鉴定染色体数目的最好时期。

2. 中期Ⅰ　中期Ⅰ的主要特点是染色体排列在赤道板上。着丝粒分居于赤道板的两侧,附着在纺锤体上。

3. 后期Ⅰ　由于纺锤丝的牵引,各个二价体的两个同源染色体各自分开(同源染色体分离)形成两个二分体分别向两极移动,二价体中的同源染色体哪一条染色体移向哪个极完全是随机的,非同源染色体之间移向哪一极也是自由组合的。

4. 末期Ⅰ　染色体到达两极后,分到两极的染色体松散变细,逐渐地解螺旋变成染色质。核仁、核膜重新形成,同时进行细胞质的分裂,形成两个子细胞。每个子细胞中的染色体数减少了一半。

（三）间期Ⅱ

在末期Ⅰ后大多有一个短暂停顿时期,也称中间期。此时期 DNA 不复制。在很多动物中几乎没有,它们在末期Ⅰ紧接着就进入下一次分裂。

（四）第二次减数分裂

第二次减数分裂是姐妹染色体的分裂。与有丝分裂相同,称为等数分裂,因为分配到子细胞中的染色体数目保持不变。

27

1. **前期Ⅱ** 纺锤体形成,每一条染色体由两条染色单体组成,核仁、核膜消失。
2. **中期Ⅱ** 每个染色体的着丝点整齐地排列在各个分裂细胞的赤道板上,着丝点开始分裂。
3. **后期Ⅱ** 着丝点分裂为二,各个姐妹染色单体由纺锤丝分别拉向两极。
4. **末期Ⅱ** 染色体到达细胞的两极,核仁、核膜重新形成,同时细胞质分为两部分,形成 4 个子细胞。每个细胞核只含有最初细胞的半数染色体,即从 2n 减为 n。

减数分裂是配子形成过程中的必要阶段,具有十分重要的生物学意义。首先,经减数分裂,精子和卵子染色体数目减半(n),当精卵细胞结合成为合子,染色体数又恢复为 2n,从而保证生物物种染色体数目的相对稳定,也保证了遗传性状的相对稳定。其次,为生物物种的多样性提供了源泉,在减数分裂Ⅰ中,由于同源染色体的分离和非同源染色体的自由组合,导致生殖细胞的多样化,如人类细胞中的 23 对染色体,经减数分裂后将形成 8 388 608 种不同染色体组成的生殖细胞,如果将非同源染色体的交换一并考虑,这样经过重组的染色体又增加了生殖细胞中染色体组成的差异。

二、配子的发生

精子和卵子形成的过程称为配子发生,以减数分裂方式进行。配子分为雄配子(精子)和雌配子(卵子),精子相当小,而卵子体积相当大,如海胆的卵细胞是精细胞的 10 000 倍。尽管雌雄配子的体积不同,但它们为子代提供的核 DNA 是等量的,即各提供一套基因组。在配子发生过程中,二倍体的原始生殖细胞要通过减数分裂和分化才能转化成单倍体的卵子或精子。雌雄配子的发生都要经过增殖、生长和减数分裂 3 个时期。

(一) 精子的发生

人类精子的发生是由男性睾丸中的精原细胞经历 4 个时期发育而成(图 2-25)。

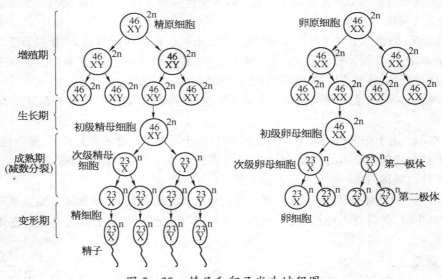

图 2-25 精子和卵子发生过程图

1. **增殖期** 精原细胞(2n)进行有丝分裂,增加其数量。
2. **生长期** 精原细胞进行多次增殖后,一部分精原细胞进入了生长期,其体积长大成为初级精母细胞(2n)。

3. **成熟期** 进行减数分裂,每个初级精母细胞经减数分裂Ⅰ形成2个次级精母细胞(n)。次级精母细胞再经减数分裂Ⅱ形成4个精细胞(n)。其中,2个是23,X;2个是23,Y。

4. **变形期** 精细胞经形态变化成为具有头、颈、体、尾部的精子(n)。

(二)卵子的发生

人类卵子由女性卵巢中的卵原细胞经历三个时期发育而成(图2-25)。

1. **增殖期** 卵原细胞(2n)经有丝分裂增加其数量,经过增殖期,在女性的双侧卵巢中有400万~500万个卵原细胞。

2. **生长期** 卵原细胞经过增殖后,一部分卵原细胞进入生长期,经过生长,体积显著增大,成为初级卵母细胞(2n)。

3. **成熟期** 初级卵母细胞进行减数分裂,经过减数分裂Ⅰ,形成一个体积较大的次级卵母细胞和一个体积较小的第一极体(n)。次级卵母细胞再经过减数分裂Ⅱ,形成一个体积较大的卵细胞和一个体积较小的第二极体(n)。第一极体也随之分裂为两个第二极体。这样1个初级卵母细胞产生1个卵细胞(23,X)和3个极体(23,X)(图2-25)。极体没有细胞质成分,仅仅含有核成分,以后不能发育而退化消失。卵细胞不需要变形,通过减分裂所形成的卵细胞就是成熟的卵细胞。

女性卵原细胞的增殖在胚胎发育早期就已经完成,胚胎发育晚期(6个月左右),卵原细胞就生长形成初级卵母细胞。出生后大部分初级卵母细胞退化,只有400个左右能继续发育,且停留在减数分裂前期Ⅰ的双线期。直到青春期性成熟后,每月将有一个初级卵母细胞完成减数分裂Ⅰ,形成一个次级卵母细胞和一个第一极体。排卵实际上就是将次级卵母细胞和第一极体排出卵巢,在输卵管中,次级卵母细胞进入减数分裂Ⅱ并停留在中期,如果能遇到精子则受精,将继续完成减数分裂,形成卵细胞和第二极体。如果未受精,次级卵母细胞就会在24 h内退化死亡。

随着女性年龄的增长,生殖细胞减数分裂异常的频率也会随之增加。高龄孕妇之所以要进行羊水细胞检查,是因为卵原细胞到卵子的形成要经过几十年。随着女孩的出生,初级卵母细胞长期停留在前期Ⅰ的双线期,短则十几年,长则五十几年,直到女性的绝经期。性成熟后,每月有一个次级卵母细胞继续分裂停止在中期Ⅱ,受精后才完成分裂。高龄孕妇假设在40岁受孕,即意味着卵子在卵巢中已经存在40年,卵子长期受内外因素的影响,容易产生染色体畸变,从而产生染色体异常的后代。

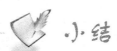

小结

通过本章学习,我们知道细胞是生物体结构和功能的基本单位,真核细胞由细胞膜、细胞质和细胞核构成。细胞膜是细胞表面的一层薄膜,主要化学成分有脂类、蛋白质和糖类,细胞膜能保持细胞内环境相对稳定,维持细胞正常生命活动。细胞质含有各种细胞器与细胞质基质,细胞器可分为膜性细胞器和非膜性细胞器。膜性细胞器主要有内质网、高尔基复合体、溶酶体、线粒体、过氧化物酶体等,非膜性细胞器主要有核糖体、中心体、微丝、微管、中间纤维等。细胞核是细胞的控制中心,在细胞的代谢、生长、分化中起着重要作用。细胞核的结构在细胞增殖的不同阶段变化很大,间期细胞核可见核膜、核仁和染色质等结构。中期染色体由长臂、短臂、着丝粒、副缢痕、端粒等部分组成,根据染色体上着丝粒的位置将人类染色体分为近中着丝粒染色体、亚中着丝粒染色体和近端着丝粒染色体。将一个体细胞中的全部染色体按其大小和形态特征分组编号排列所构成的图形称为核型。核型分析技术有非显带和显带分析两种,目前显带分析技术已成为分析染色体病的有效手段。细胞通过有丝分裂,将复制的染色体平均分配给两个子细胞,保证了细胞之间染色体形态结构和数目的相对恒定,细胞通过减数分裂形成数目减半

的单倍体精子与卵子,再通过精卵结合又形成二倍体的受精卵,这既保证了亲代与子代之间染色体数目的恒定,又可形成多种多样不同遗传组合的后代,使亲代与子代之间以及子代个体之间的遗传性状有相似又有差异。

思考题

一、填空题

1. ( )是生物体的结构和功能的基本单位,也是生命活动、遗传的基本单位。

2. 细胞膜的化学成分主要有( )( )和( ),还有水、无机盐和少量的金属离子。

3. 关于细胞膜的分子结构模型,目前大多数人能接受的则是( )模型。

4. 细胞质内的内质网根据其形态结构可分为( )和( )两大类。

5. 溶酶体根据其完成生理功能的不同阶段可分为( )、( )、( )。

6. 细胞周期的间期才有完整的,由4个部分组成的细胞核,称为间期细胞核。间期细胞核结构完整,包括( )、( )、( )和( )4部分。

7. 染色体和染色质是细胞核内最重要的结构,它们是( )的载体,是同一物质在( )不同时期的两种表现形式。

8. 染色质在核内的分布不均匀,松散的是( ),其螺旋化程度低,有转录活性;分布致密的是( )。

9. 染色质的基本单位是( )。

10. 染色质的化学组成都是( )、( )和少量的 RNA 组成。

11. 根据着丝粒在染色体上的位置,将染色体分为( )染色体、( )染色体、( )染色体3类。

12. 观察细胞染色体的最好时期是( )期,染色体数目增加1倍是( )期。

13. 在减数分裂的偶线期,同源染色体联会成二价体,人的23对染色体形成( )个二价体。

14. 正常男性核型描述为( ),正常女性核型描述为( )。

15. 人类的46条染色体中,有两条与性别有关,称为( ),其余的44条是男女都有的,称( )。

16. 47,XXY 的个体可见有( )个 X 染色质,( )个 Y 染色质。

二、选择题

1. 下列哪种结构是被称为细胞的动力工厂?( )
   A. 内质网　　　　　B. 高尔基复合体
   C. 核糖体　　　　　D. 线粒体

2. 下列哪个是细胞质唯一具有半自主性的特征的细胞器?( )
   A. 核膜　B. 线粒体　C. 染色体　D. 核糖体

3. 哪种细胞器与细胞分裂时纺锤丝的排列和染色体的移动有关。( )
   A. 核膜　B. 线粒体　C. 中心体　D. 核糖体

4. 关于细胞核叙述错误的是:( )
   A. 由两层单位膜组成
   B. 有核孔
   C. 是细胞内遗传物质储存、复制和转录的场所
   D. 是与细胞质无联系的封闭系统

5. 核小体的主要组成物质是( )
   A. RNA 和蛋白质　　　B. RNA 和组蛋白
   C. DNA 和组蛋白　　　D. DNA 和非组蛋白

6. 在细胞周期中,DNA 的合成是在哪个时期进行的( )
   A. G1 期　B. G2 期　C. S 期　D. M 期

7. 在细胞周期中,核膜消失和重现是在( )
   A. 间期和前期　　　B. 前期和中期
   C. 中期和末期　　　D. 前期和末期

8. 染色体上的着丝粒纵裂一分为二是在( )
   A. 前期　B. 中期　C. 后期　D. 末期

9. 同源染色体的联会发生在（　　）

    A．细线期　　　　　　　B．偶线期

    C．粗线期　　　　　　　D．双线期

10. 减数分裂中，同源染色体的分离发生在（　　）

    A．前期Ⅰ　　　　　　　B．中期Ⅰ

    C．后期Ⅰ　　　　　　　D．末期Ⅰ

11. 减数分裂中，姐妹染色单体的分裂发生在（　　）

    A．前期Ⅱ　　　　　　　B．中期Ⅱ

    C．后期Ⅱ　　　　　　　D．末期Ⅱ

12. 人类卵原细胞的染色体数目是（　　）

    A．46条　　B．23条　　C．22条　　D．48条

13. 初级精母细胞的核型是下列哪一种（　　）

    A．46，XX　　　　　　B．23，X

    C．23，X或23，Y　　D．46，XY

14. 次级卵母细胞的核型是下列哪一种（　　）

    A．46，XX　　　　　　B．23，X

    C．23，X或23，Y　　D．46，XY

15. 49，XXXXX的个体，X染色质体数为（　　）

    A．3　　　B．4　　　C．2　　　D．1

16. 21号染色体是属于哪一组的染色体（　　）

    A．B组　　B．D组　　C．C组　　D．G组

17. 5号染色体的着丝粒是属于（　　）

    A．近中着丝粒　　　　　B．亚中着丝粒

    C．近端着丝粒　　　　　D．亚近端着丝粒

18. 正常女性核型中C组染色体共有（　　）

    A．12条　　B．13条　　C．15条　　D．16条

三、名词解释

1. 细胞周期

2. 减数分裂

3. 同源染色体

4. 四分体

四、问答题

1. 染色体的化学成分是什么？染色质分为两类吗？

2. 精子和卵子发生过程中各包括哪些过程？

3. 比较减数分裂与有丝分裂的区别。

4. 已发现女孩出生时就带有早已形成的初级卵母细胞，且这些细胞处于第一次减数分裂的前期。如果一个女人一生产生400个卵，试问：(1)是从多少个初级卵母细胞产生的？(2)是由多少个次级卵母细胞产生的？(3)这个女子产生极体的最高数目是多少？(4)观察一个初级卵母细胞，大约有多少个二价体？

第三章

遗传的分子基础

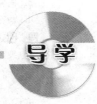

导学

了解 真核生物基因的分子结构;基因突变分子机制;基因概念及本质;细胞核基因组、线粒体基因组、人类基因组计划。

熟悉 核酸的组成、种类、分子结构;基因表达。

应用 DNA 复制;基因突变概念、诱发基因突变的因素、基因突变特性。

第一节 核 酸

核酸(nucleic acid)是重要的生物大分子,分子量从几十万至几千万。由于最初是从细胞核中分离出来,又具有酸性,故称核酸。后来研究表明,核酸不仅存在于细胞核中,也存在于细胞质中,任何生物体包括病毒、细菌、动植物等都含有核酸。核酸大分子可分为脱氧核糖核酸(DNA)和核糖核酸(RNA)两类,在蛋白质的复制和合成中起着储存、传递遗传信息的作用。核酸不仅是基本的遗传物质,而且在蛋白质的生物合成上也占重要位置,因而在生长、遗传、变异等一系列重大生命现象中起决定性的作用。

一、核酸的组成

(一) 元素组成

组成核酸的元素有 C、H、O、N、P 等,与蛋白质比较,其组成上有两个特点:一是核酸一般不含元素 S,二是核酸中 P 元素的含量较多并且恒定,占 9%~10%。因此,核酸定量测定的经典方法是以测定 P 含量来估计核酸量。

(二) 化学组成

核酸是由许多单核苷酸通过 3′,5′-磷酸二酯键连接而成的生物大分子,经水解可得到很多核苷酸,因此核苷酸是核酸的基本单位。核苷酸可被水解产生核苷和磷酸,核苷还可再进一步水解,产生戊糖和碱基(图 3-1)。戊糖有脱氧核糖和核糖两类;碱基分为嘌呤碱与嘧啶碱两大类。嘌呤碱主要有腺嘌呤(A)和鸟嘌呤(G),嘧啶碱主要有胞嘧啶(C)、尿嘧啶(U)和胸腺嘧啶(T)。所以,核酸是由核苷酸组成的,而核苷酸又由碱基、戊糖与磷酸组成(图 3-1)。

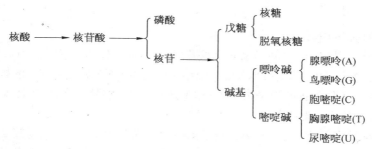

图 3-1　核酸的组成

二、核酸的种类与分布

（一）核酸的种类及组成

根据核酸所含戊糖种类不同,核酸分为 RNA 和 DNA。RNA 中的戊糖为核糖,碱基主要有腺嘌呤(A)、鸟嘌呤(G)、胞嘧啶(C)、尿嘧啶(U)4 种,因此组成 RNA 的核苷酸有腺嘌呤核苷酸(AMP)、鸟嘌呤核苷酸(GMP)、胞嘧啶核苷酸(CMP)、胞嘧啶核苷酸(CMP)4 种。DNA 中的戊糖为脱氧核糖,碱基主要也有 4 种,3 种与 RNA 中的相同,只有胸腺嘧啶(T)代替了尿嘧啶,即 A, G, C, T(表 3-1)。组成 DNA 的核苷酸也有腺嘌呤脱氧核苷酸(dAMP)、鸟嘌呤脱氧核苷酸(dGMP)、胞嘧啶脱氧核苷酸(dCMP)、胸腺嘧啶脱氧核苷酸(dTMP)4 种(表 3-2)。其中,DNA 携带着主宰细胞生命活动的全部遗传信息,并能通过 DNA 的复制将遗传信息传给子代 DNA。RNA 则与信息表达有关。两类核酸都参与生物的遗传活动和生物体的生长、发育。

表 3-1　两类核酸的基本化学组成

	DNA	RNA		DNA	RNA
嘌呤碱	A, G	A, G	戊糖	D-2-脱氧核糖	D-核糖
嘧啶碱	C, T	C, U	酸	磷酸	磷酸

表 3-2　组成 DNA 和 RNA 的核苷酸种类和名称

类别	核苷酸的组成	核苷酸的种类和名称	类别	核苷酸的组成	核苷酸的种类和名称
RNA	磷酸 核糖 碱基:A, G, C, U	腺嘌呤核苷酸(AMP) 鸟嘌呤核苷酸(GMP) 胞嘧啶核苷酸(CMP) 尿嘧啶核苷酸(UMP)	DNA	核酸 脱氧核糖 碱基:A, G, C, T	腺嘌呤脱氧核苷酸(dAMP) 鸟嘌呤脱氧核苷酸(dGMP) 胞嘧啶脱氧核苷酸(dCMP) 胸腺嘧啶脱氧核苷酸(dTMP)

（二）核酸的分布

在高等动植物体内,绝大部分的 DNA 存在细胞核内的染色体上,它是构成染色体的主要成分。在细胞质中的叶绿体、线粒体等细胞器内也有少量 DNA。RNA 主要分布在细胞质中。细菌也含有 DNA 和 RNA,但对于病毒来说,要么只有 DNA,要么只含有 RNA,至今还没有发现既含有 DNA 又含有 RNA 的病毒。

33

三、核酸的分子结构

(一) DNA 的分子结构

DNA 是由数量极其庞大的 4 种脱氧核糖核苷酸(dAMP、dGMP、dCMP、dTMP),通过 $3',5'$-磷酸二酯键连接起来多聚体。所谓 DNA 的一级结构就是指 DNA 分子中核苷酸排列顺序,生物的遗传信息通过核苷酸不同的排列顺序储存在 DNA 分子中,生物界物种的多样性即寓于 DNA 分子 4 种核苷酸千变万化的序列排列中。

1953 年美国科学家 J. Watson 和英国科学家 F. Crick 提出 DNA 的双螺旋结构模型,该结构模型已被世界公认。DNA 的双螺旋结构模型的主要特点:①DNA 分子是由两条链组成的,这两条链按反向平行、盘旋成双螺旋结构,其中脱氧核糖和磷酸交替连接,排列在外侧,构成基本骨架,碱基排列在内侧。每一螺距为 3.4 nm,内有 10 对碱基。双螺旋的平均直径为 2.0 nm。②DNA 分子两条链上的碱基通过氢键连接成碱基对,且碱基对有一定的配对规则:A 与 T 之间依靠两个氢键而配对,即 A═T;G 与 C 依靠三个氢键配对,即 G≡C。碱基之间这种一一对应关系,称为碱基互补配对原则。两条通过碱基间配对连接的 DNA 链,称为互补链。③配对的碱基并不充满双螺旋空间,且碱基对占据的空间不对称(图 3 - 2)。

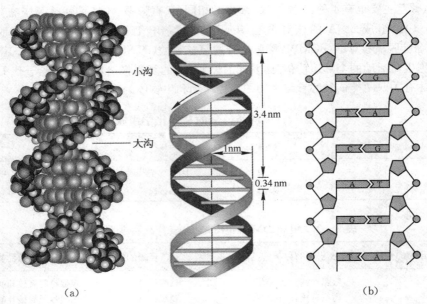

(a)　　　　　　　　　　　　　　　　(b)

图 3 - 2　DNA 双螺旋结构模型

(a) 立体图　(b) 平面图

(二) RNA 的分子结构

RNA 主要是由 4 种核糖核苷酸(AMP、GMP、CMP、UMP),通过 $3',5'$-磷酸二酯键连接起来的无分支的线形多聚核糖核酸。这些核苷酸中的戊糖不是脱氧核糖,而是核糖。

天然 RNA 并不像 DNA 那样都是双螺旋结构,而是单链线形分子。由于 RNA 单链分子通过自身回折使得互补的碱基配对,形成局部区域双链螺旋结构。

第二节 基 因

基因的本质是什么？它是如何发挥作用的？随着遗传学研究的进展,特别是分子遗传学的研究成果,人们对基因的认识获得了新的突破、产生了新的飞跃。

一、基因的本质与概念

人们对基因的认识是不断发展的。19世纪60年代,遗传学家孟德尔就提出了生物的性状是由遗传因子控制的观点,但当时所说的遗传因子仅仅是一种逻辑推理的产物。20世纪初期,遗传学家们通过果蝇的遗传实验,认识到基因存在于染色体上,并在染色体上呈线性排列,从而得出了染色体是基因载体的结论。20世纪50年代以后,随着分子遗传学的发展,尤其是提出DNA双螺旋结构模型以后,人们才真正开始认识了基因。

（一）基因的本质

染色体是基因的载体。基因(gene)是遗传的基本单位。染色体的主要成分是DNA和组蛋白,虽然这两种成分在基因功能上都起着重要的作用,但大量证据表明,基因的特性主要由DNA决定的,或者说遗传信息储存在DNA上。因此,基因的本质也就是由4种脱氧核苷酸构成的DNA。

（二）基因的概念

基因的概念随着遗传学、分子生物学、生物化学等领域的发展而不断完善。从遗传学的角度看,基因是生物的遗传物质,是遗传的基本单位——突变单位、重组单位和功能单位。从分子生物学的角度看,基因是指能编码有功能的蛋白质多肽链或合成RNA所必需的全部核酸序列,是核酸分子的功能单位。

（三）基因的分类

根据在细胞内分布的部位不同,基因分为细胞核基因和细胞质基因。细胞核基因位于细胞核内的染色质或染色体上,绝大部分基因属于细胞核基因。细胞质基因位于细胞质内,如原核细胞中的质粒、植物细胞的叶绿体、真核细胞的线粒体基因。线粒体基因是动物细胞中的唯一的细胞质基因。

根据功能的不同,基因主要分为结构基因和调控基因。结构基因是决定合成蛋白质组成的某种多肽链氨基酸排列顺序的基因,其功能是把携带的遗传信息转录给mRNA(信使核糖核酸),再以mRNA为模板合成具有特定氨基酸序列的多肽链。结构基因突变可引起蛋白质的结构和功能发生改变。调控基因是调节控制结构基因表达的基因,其突变会影响一个或多个结构基因的表达,导致一个或多个蛋白质合成量发生改变。

根据不同分化细胞中基因的差别表达不同,基因又可分为管家基因和奢侈基因。具有相同遗传信息的同一个体细胞间其所利用的基因并不相同,有的基因活动是维持细胞基本代谢所必需的,而有的基因则在一些分化细胞中活动,这正是细胞分化、生物发育的基础。前者称为管家基因,而后者被称为奢侈基因。

二、真核生物的基因结构

基因有储存、传递和表达遗传信息的功能,这些重要功能是与它的结构有密切关系的。早在20世纪50年代,科学家们就开始了对基因内部结构的研究,但直到20世纪70年代中期,随着DNA分析技术的发展,人们才对基因的结构有所认识。

原核生物的结构基因绝大多数是连续的,即基因编码蛋白质的序列是不中断的。真核生物的基因十分复杂,DNA的含量也比原核生物的大得多,且编码蛋白质序列一般是不连贯的。下面主要介绍真核生物基因的结构。

真核生物的结构基因一般分为编码区和非编码区。编码区内的编码序列一般是不连贯的,即在两个编码序列之间有一段不编码蛋白质的非编码序列。编码区内的编码序列称为外显子(exon),编码区内的非编码序列成为内含子(intron)。该结构是由美国的 Sharp 和 Roberts 两位科学家分别同时于 1977 年发现的,并称之为断裂基因(split gene)。

每个结构基因的编码区两侧各有一段非编码区,也称为侧翼序列。在侧翼序列上有一系列调控序列,这些调控序列对遗传信息的表达是非常重要的。调控序列主要如下。①启动子:位于基因转录起始点上游的一段特定的 DNA 序列,是 RNA 聚合酶与 DNA 识别、结合的部位,如图 3-3 中的 CAAT 框、TATA 框。②增强子:能够增强基因转录活性的一段特定的 DNA 序列,主要位于转录起始点上游。③终止子:具有转录终止功能的一段特定 DNA 序列,如图 3-3 中的 AATAAA 框。

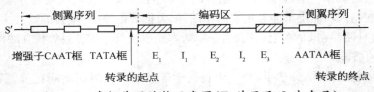

图 3-3　真核基因结构示意图(E:外显子,I:内含子)

三、基因的生物学功能

(一) 遗传信息的储存

每一条染色体含有一个 DNA 分子,每个 DNA 分子上有很多个基因,每个基因中又可以含有成百上千个脱氧核苷酸。由于不同基因的脱氧核苷酸的排列顺序(碱基顺序)不同,因此,不同的基因就含有不同的遗传信息。DNA 分子的结构不仅使 DNA 分子能够储存大量的遗传信息,而且能够传递遗传信息。

(二) 遗传信息的传递

遗传信息的传递是通过 DNA 复制来实现的,DNA 分子的复制是指以亲代 DNA 分子为模板合成子代 DNA 的过程。这一过程是在细胞有丝分裂的间期或减数分裂的前间期完成的。DNA 分子的复制在保持物种的延续、遗传的稳定性方面发挥重要的作用。

1. 复制的起始点与方向　DNA 分子复制时,在亲代分子一个特定区域内双链打开,随之以两股单链为模板复制生成两个子代 DNA 双链分子。开始时,复制起始点呈现一叉形(或 Y 形),称之为复制叉(图 3-4)。复制进行中,复制叉乃向前移动。DNA 复制要从 DNA 分子的特定部位开始,此特定部位称为复制起始点,可以用 ori 表示。在原核生物中复制起始点常位于染色体的一个特定部位,即只有一个起始点。真核生物的染色体中是在几个特定部位上进行 DNA 复制的,是有几个复制起始点。复制的方向可以有三种不同的机制(图 3-5):①从两个起始点开始,各以相反的单一方向生长出一条新链,形成两个复制叉。②从一个起始点开始,以同一方向生长出两条链,形成一个复制叉,如质粒 ColEI。③从一个起始点开始,沿两个相反的方向各生长出两条链,形成两个复制叉。这种方式最为常见,因此也是最重要的双向复制。

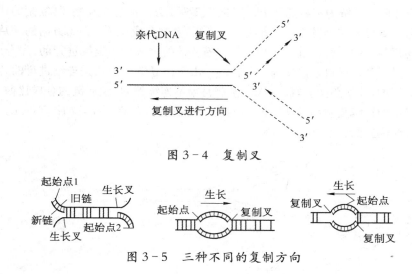

图 3-4　复制叉

图 3-5　三种不同的复制方向

2. DNA 复制的特点

(1)半保留复制:DNA 由两条反向互补的多核苷酸链组成,两条链的碱基通过 A—T 和 G—C 之间的氢键相连。在复制过程中首先是两条链间的氢键被破坏,使双链解旋和分开成为两条单链,然后以每条单链 DNA 为模板,按碱基互补配对原则(RNA 中以 U 代替 T,与 DNA 中的 A 配对),由 DNA 聚合酶催化、按照 5′→3′方向合成新的互补链,因此,每条单链又形成互补的双链分子,新形成的子代双链 DNA 分子与作为模板的亲代 DNA 双链分子的碱基序列完全相同。在此过程中,每个子代 DNA 的一条链来自亲代 DNA,另一条链则是新合成的,这种复制方式称为 DNA 的半保留复制(图 3-6),是 DNA 复制最重要的特点。

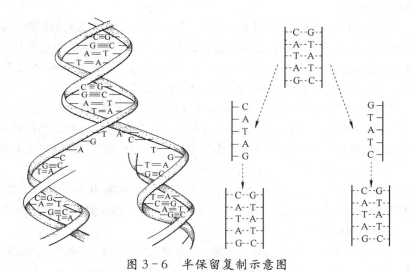

图 3-6　半保留复制示意图

(2)半不连续合成:DNA 的双螺旋结构中的两条链是反向平行的,当复制开始解链时,亲代 DNA 分子中一条母链的方向为 5′→3′,另一条母链的方向为 3′→5′。以此两条母链为模板合成新链时,似乎合成的方向是一条为 3′→5′,另一条为 5′→3′,但生物体内所有 DNA 复制的方向都是 5′→3′。这就产生了一个问题,即 3′→5′这条链是怎么合成的?冈崎片段的发现使这个矛盾得以解决,原来在以 3′→5′方向的母链为模板的链上可以进行 5′→3′方向的连续复制,其复制的速度较快,称为前导链。而另一条母链应仍以 3′→5′方向作为模版,复制合成一条 5′→3′方向的随从链,因此随从链的前进方向是与复制叉的行进方向相反的。随从链的合成是不连续进行的,先合成许多小片段,即冈崎片段,最后各片段再连接成为一条长链。由于前导链的合成是连续进行的,而随从链的合成是不连续进行的,故从总体上看 DNA 的复制是半不连续复制,随从链的合成比前导链的合成要迟一些。前导链的连续复制和随从链的不连续复制在生物普遍存在,这种 DNA 的复制方式则被称为 DNA 的半不连续复制(图 3-7)。

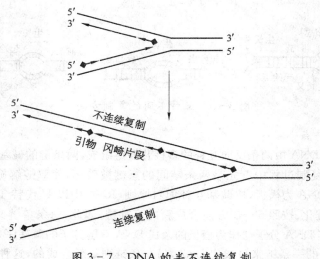

图 3-7　DNA 的半不连续复制

(三) 基因的表达

基因的复制是通过 DNA 分子的复制来完成的。基因不仅可以通过复制把遗传信息传递给下一代,还可以使遗传信息以一定的方式反映到蛋白质的分子结构上来,从而使后代表现出与亲代相似的性状,遗传学上把这一过程称为基因的表达。基因表达是指细胞在生命过程中,把储存在 DNA 顺序中遗传信息经过转录和翻译,转变成具有生物活性的蛋白质分子。

基因的表达是通过 DNA 控制蛋白质的合成来实现的。我们知道,DNA 主要存在于细胞核中,而蛋白质的合成是在细胞质中进行的。那么,DNA 所携带的遗传信息是怎样传递到细胞质中去的呢? 这就需要通过另一种物质——RNA 作为媒介。在细胞核中先把 DNA 的遗传信息传递给 RNA,然后,RNA 进入细胞质,RNA 控制蛋白质合成。

1. 转录(transcription)　它是指以 DNA 的一条链局部为模板,按照碱基互补配对原则,合成 RNA 单链的过程,即把 DNA 上的遗传信息传给 RNA 的过程。转录是在细胞核内进行的,转录后形成的 RNA 进入细胞质中,控制蛋白质的合成。

在转录过程中,DNA 双链中的一条链为模板,称为模板链,而另一条链称为编码链。转录起始于 RNA 聚合酶和启动子结合之后,转录起始的第一个碱基称为转录起始点,在 RNA 聚合酶的作用下合成 RNA,至终止子处终止,由启动子到终止子的序列称为转录单位。

不同的 RNA 由不同的 DNA 转录而来,根据结构和功能不同,可将 RNA 分为信使 RNA (mRNA)、核糖体 RNA(rRNA)和转运 RNA(tRNA)3 种。其中,最主要的是 mRNA,因为这种 RNA 能传达 DNA 上的遗传信息。

2. **翻译**(translation) 是以 mRNA 作为模板,tRNA 作为运载工具,在有关酶、辅助因子和能量的作用下将活化的氨基酸在核糖体上装配为蛋白质多肽链的过程。原核生物的转录和翻译同时进行,而真核细胞的转录和加工都是细胞核内进行,但翻译过程则在细胞质中进行。

(1) mRNA 与遗传密码:生物界拥有 10^{10} 种不同的蛋白质,构成数目这么庞大的蛋白质的氨基酸大约有 20 种。而信使 RNA 上的碱基只有 4 种(A、G、C、U),如果一个碱基决定 1 个氨基酸,那么 4 种碱基只能决定 4 种氨基酸。如果 2 个碱基决定 1 个氨基酸,最多也只能决定 $16(4^2=16)$ 种氨基酸。因此,科学家们推测,每 3 个碱基决定 1 个氨基酸,这样碱基组合可以达到 $64(4^3=64)$ 种,这对于决定 20 种氨基酸来说已经绰绰有余了。按照这样的设想,科学家们在 20 世纪 60 年代初,开始了对遗传密码的研究工作,几年之后,终于弄清楚了哪 3 个碱基决定哪种氨基酸的。例如,UUU 可以决定苯丙氨酸,CGU 可以决定精氨酸。遗传学上把 mRNA 上决定一个氨基酸的 3 个相邻的碱基,称为一个"密码子"(codon)。1967 年科学家们破译了全部遗传密码子,并且编制出了下面这张遗传密码表(表 3-3)。

表 3-3 遗传密码表

第一个碱基 (5'端)	第二个碱基								第三个碱基 (3'端)
	U		C		A		G		
U	UUU	苯丙氨酸	UCU	丝氨酸	UAU	酪氨酸	UGU	半胱氨酸	U
	UUC	苯丙氨酸	UCC	丝氨酸	UAC	酪氨酸	UGC	半胱氨酸	C
	UUA	亮氨酸	UCA	丝氨酸	UAA	终止	UGA	终止	A
	UUG	亮氨酸	UCG	丝氨酸	UAG	终止	UGG	色氨酸	G
C	CUU	亮氨酸	CCU	脯氨酸	CAU	组氨酸	CGU	精氨酸	U
	CUC	亮氨酸	CCC	脯氨酸	CAC	组氨酸	CGC	精氨酸	C
	CUA	亮氨酸	CCA	脯氨酸	CAA	谷氨酰胺	CGA	精氨酸	A
	CUG	亮氨酸	CCG	脯氨酸	CAG	谷氨酰胺	CGG	精氨酸	G
A	AUU	异亮氨酸	ACU	苏氨酸	AAU	天冬酰胺	AGU	丝氨酸	U
	AUC	异亮氨酸	ACC	苏氨酸	AAC	天冬酰胺	AGC	丝氨酸	C
	AUA	异亮氨酸	ACA	苏氨酸	AAA	赖氨酸	AGA	精氨酸	A
	*AUG	甲硫氨酸	ACG	苏氨酸	AAG	赖氨酸	AGG	精氨酸	G
G	GUU	缬氨酸	GCU	丙氨酸	GAU	天冬氨酸	GGU	甘氨酸	U
	GUC	缬氨酸	GCC	丙氨酸	GAC	天冬氨酸	GGC	甘氨酸	C
	GUA	缬氨酸	GCA	丙氨酸	GAA	谷氨酸	GGA	甘氨酸	A
	GUG	缬氨酸	GCG	丙氨酸	GAG	谷氨酸	GGG	甘氨酸	G

* 注:AUG 除了编码甲硫氨酸外,如出现在 mRNA 的 5'端启动子区,又是肽链合成起始密码。

遗传密码具备如下基本特性。①无标点符号:两个密码子之间没有任何起始点符号加以隔开,因此要正确阅读密码必须从正确的起始点开始,一个不漏地挨着读下去,直到碰到终止信号。②不重叠性、简并性:遗传密码一般是不重叠。大多数氨基酸都可以具有几组不同的密码子,如 UUA、UUG、GUU、CUC、CUA 及 CUG 6 组密码子都编码亮氨酸,这一现象称为密码的简并性。可以编码相同氨基酸的密码子称同义密码子,只有色氨酸及甲硫氨酸只有一个密码子。③方向性:mRNA 分子上的遗传密码的阅读方向是 5'→3',如 5'-UUG-3'为编码亮氨酸的密码子。④具有起始密码子和终止密码子:在 64 组密码子中,AUG 除了编码甲硫氨酸外,如出现在 mRNA 的 5'端启动子区,又是肽链合成起始密码子。UAG,UAA,UGA 3 组不编码任何氨基酸,而是多肽合

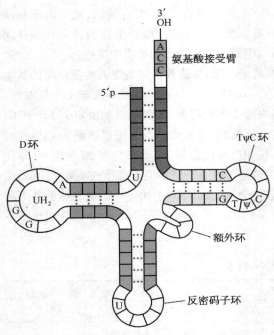

图 3-8　tRNA 三叶草结构示意图

成的终止密码子。此 3 组密码子不能被 mRNA 阅读,只能被肽链释放因子识别。⑤摇摆性:密码子的专一性主要由头两位碱基决定,第三位碱基具有较小的专一性,密码的简并性往往只涉及第三位碱基。⑥通用性:各种高等和低等的生物(包括病毒、细菌及真核生物等)在很大程度上可共用同一套密码。

(2) tRNA 的结构与功能:mRNA 在细胞核中合成以后,从核孔进入到细胞质中,与核糖体结合起来。核糖体是细胞内利用氨基酸合成蛋白质的场所。氨基酸被运送到核糖体中的 mRNA 上去需要有运载工具转运 RNA 即 tRNA。

tRNA 的种类很多,所有的 tRNA 链都是类似一个三叶草结构二级结构(图 3-8),其共同特点是:①各种 tRNA 均含有 70～80 个碱基。②有 4 个环,依次称为是二氢尿嘧啶环(D 环)、反密码子环、额外环、TψC 环。其中,最重要的是反密码子环,其上有 3 个碱基组成反密码子,可

与 mRNA 中的密码子结合。③有 4 个螺旋区,依次称为二氢尿嘧啶茎、反密码子茎、TψC 茎和氨基酸接受臂;氨基酸接受臂是 5′和 3′端有几个碱基组成的螺旋区,3′含 CCA-OH 序列,因为氨基酸总是接在该序列腺苷酸残基(A)上,故该螺旋区称为氨基酸接受臂。

每种 tRNA 只能识别并转移 1 种氨基酸,这是因为转移 RNA 的反密码子只能专一地与 mRNA 上中的密码子结合。当 tRNA 运载着 1 个氨基酸进入核糖体以后,就以 mRNA 为模板,按照碱基互补配对原则,把转运来的氨基酸放在相应的位置上。转运完毕以后,tRNA 离开核糖体,又去转运下一个相应的氨基酸。这些运载来的氨基酸通过肽键一个个连接起来,形成肽链。肽链合成以后,从核糖体上脱离,再经过一定的盘旋折叠,最终合成一个具有一定氨基酸顺序的、有一定功能的蛋白质分子(图 3-9)。

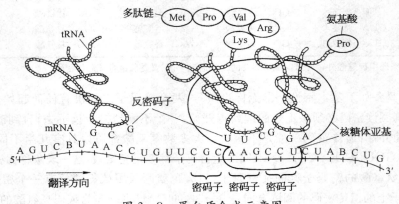

图 3-9　蛋白质合成示意图

由上述过程可以看出,DNA 分子的脱氧核苷酸的排列顺序决定了 mRNA 中核糖核苷酸的排

列顺序,mRNA 的核糖核苷酸的排列顺序又决定了氨基酸的排列顺序,氨基酸的排列顺序最终决定了蛋白质的结构和功能的特异性,从而使生物体表现出各种遗传性状。

3. 中心法则　　根据上面的叙述,DNA、RNA 和蛋白质的关系可概括为 4 点:①DNA 链上的脱氧核苷酸的排列顺序就是遗传信息。②DNA 双链解旋、解链,以每条单链为模板,按照碱基互补配对原则,合成新的互补链,这就是 DNA 复制。③以 DNA 双链中的一条为模板,互补合成 mRNA,这是转录。④以 mRNA 为模板,以 mRNA 上 3 个相连的核苷酸决定一个氨基酸的方式,来合成蛋白质组成的多肽链,这是翻译。这种从 DNA 到 RNA 再到蛋白质的遗传信息的传递即被称为生物学的"中心法则"(central dogma)。以上 4 点也是经典的中心法则所包含的内容。

20 世纪 80 年代以后,在某些致癌 RNA 病毒研究中发现,很多 RNA 病毒,如流行性感冒病毒、小儿麻痹病毒,在感染宿主细胞后,它们的 RNA 在宿主细胞进行复制,称为 RNA 复制。某些致癌 RNA 病毒,能以病毒 RNA 为模板,在逆转录酶作用下,反向合成 DNA,然后以这段 DNA 为模板,互补合成 RNA 病毒的 RNA。把这个过程称为逆转录,而某些传染病的病毒也存在着逆转录,如艾滋病病毒、乙肝病毒等。

随着研究的不断深入,中心法则也有了新的发展和新的意义:遗传信息传递的过程主要是从 DNA 到 RNA 到蛋白质。遗传信息可以从 DNA 单向地流向 RNA,RNA 携带的遗传信息同样也可以流向 DNA。但是 DNA 和 RNA 中包含的遗传信息只是单向地流向蛋白质,迄今为止还没有发现蛋白质的信息逆向地流向核酸(图 3-10)。

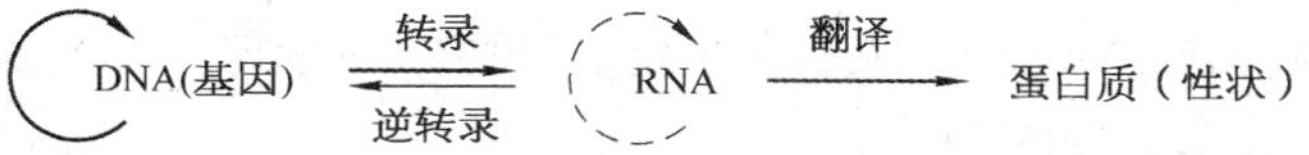

图 3-10　中心法则图解

第三节　基因突变与人类基因组计划

一、基因突变

DNA 存储着生物体的所有遗传信息,因此保持 DNA 分子的完整性至关重要。基因在复制时,严格遵守碱基互补配对原则,从而使子代基因忠诚地继承了亲代基因的遗传信息,基因在世代间的传递过程中是相当稳定的。基因虽然十分稳定,能在细胞分裂时精确地复制自己,但这种稳定性是相对的。在一定的条件下,基因也可以从原来的存在形式突然改变成另一种新的存在形式,就是在一个位点上,突然出现了一个新基因,代替了原有基因,这个基因称为突变基因。

(一) 基因突变的概念及特性

1. 概念　　基因突变(gene mutation)是指基因在 DNA 分子结构上发生的碱基对的组成或排列顺序的改变,也称为点突变。突变后产生的新基因称为突变基因。

2. 特性

(1)多向性:基因可以朝着不同的方向发生突变。同一基因可发生多次独立突变,产生 3 个或 3 个以上的等位基因成员。例如,当一个基因 A 发生突变时,可以突变成它的等位基因 a_1,也可以突变成 a_2、a_3 等。这是复等位基因产生的基础,如决定人类 ABO 血型的复等位基因可能就是由一个基因突变形成的。

(2)可逆性:自然状态下发生突变的基因称为野生型基因(假设为基因 A),突变新形成的基因称为突变基因(假设为基因 a)。基因 A 可突变为基因 a,反过来基因 a 也可突变为基因 A。

(3)有害性:对生物体来说,大部分基因突变是有害的。一般基因突变会产生不利生存的影响,或被淘汰或是死亡,但有极少数会使物种增强适应性,人类的单基因遗传病都是基因突变造成的。

(4)稀有性:基因的突变频率很低。突变率是指在自然状态下某一基因在一定群体中发生突变的频率。人类基因的突变率为 $10^{-4} \sim 10^{-6}$/生殖细胞/代,即每代1万~100万个生殖细胞中,有一个基因发生突变。

(二)诱发基因突变的因素

实验研究证明,有许多因素可以诱发基因突变,把能诱发基因突变的理化因素及其他因素称为诱变剂(mutagen)。概括起来,可分为物理因素、化学因素和生物因素三个方面。

1. 物理因素 α射线、β射线、γ射线、X射线等电离射线,还有像紫外线这种不足以引起物质电离的非电离射线均可引起基因突变。电离辐射的遗传学效应在许多生物中都有研究,并得出两个重要结论:①电离辐射可诱发基因突变和染色体断裂,它们的频率和辐射剂量成正比;②辐射效应是积累的。此外,紫外线照射也可以诱发突变,但不及电离辐射有效,其穿透性很弱,故很少用作高等生物的诱变剂,而多用在微生物、生殖细胞、花粉粒和培养细胞中等。

2. 化学因素 在我们生存的环境中,有大量的化学物质,如药物、食品添加剂、调味品等,还有一些存在于大气和水中的污染物质、化学工业物质等。这些化学物质中有不少种类如烷化剂和一些碱基类似物可以诱发基因突变。

3. 生物因素 病毒和某些细菌等可以诱发突变,如现在已发现有150余种病毒可以引起动物或植物的相关基因发生突变,引发癌变。

(三)基因突变的类型

根据基因结构的改变方式,基因突变主要分为碱基置换突变和移码突变两种类型。

1. 碱基置换突变 指由一个碱基对替代另一个碱基对的突变,如在DNA分子中的 G≡C 碱基对由 C≡G 或 A=T 或 T=A 所代替,A=T 碱基对由 T=A 或 G≡C 或 C≡G 所代替。碱基替代过程只改变被替代碱基的那个密码子,也就是说每一次碱基替代只改变一个密码子,不会涉及其他的密码子。

2. 移码突变 指基因中插入或者缺失一个或几个碱基对,会使DNA的阅读框架(读码框)发生改变,导致插入或缺失部位之后的所有密码子都跟着发生变化,结果产生一种异常的多肽链。移码突变诱发的原因是一些像吖啶类染料分子能插入DNA分子,使DNA复制时发生差错,导致移码突变。

(四)基因突变的生物学效应

基因突变可能使组成蛋白质的多肽链中的氨基酸组成或顺序发生改变,影响蛋白质或酶的生物功能,使机体的性状出现异常。

根据基因突变所产生的效应不同,基因突变又可以分为同义突变、错义突变、无义突变和延长突变4种类型。

1. 同义突变(samesense mutation) 若基因中某碱基被置换变为另一个密码子后,改变后和改变前的密码子所决定的氨基酸相同,这是因为密码子具有兼并性。这样的突变并不会引起蛋白质功能的改变,称为同义突变。

2. 错义突变(missense mutation) 若基因中的某碱基被置换后,改变了密码子,从而导致所合成的多肽链中一种氨基酸被另一种氨基酸所取代,产生异常的蛋白质分子,这种突变称为错义突变。

3. 无义突变(nonsense mutation)　若基因中的某碱基被置换后,使 mRNA 中原本能决定某一氨基酸的密码子变成了终止密码子(UAA、UAG、UGA),引起多肽链提前终止合成,从而产生不完全的、没有活性的多肽链,这种突变称为无义突变。

4. 延长突变(elongation mutation)　当基因中某碱基发生置换后,使原有的一个终止密码子变成能为某一氨基酸编码的密码子时,多肽链的合成将继续进行下去,结果,合成的肽链比原肽链长,由此形成的蛋白质将失去或部分失去生物活性,这种突变称为延长突变。如人血红蛋白的 α 链可因终止密码子发生突变,而形成比正常 α 链多 31 个氨基酸的异常链。

二、人类基因组计划

人类基因组一词用于描述人类细胞中构成 DNA 不同类型的序列。人的基因组由 22 条常染色体加上 X、Y 性染色体的 DNA 组成,大小为 2.9～3.2 Gb(gigabase bair, Gb, 10 亿碱基对),人的基因组中有 30 000～40 000 个基因。人类基因组计划(human genome project, HGP)自 1990 年正式启动至今已取得了丰硕的研究成果,公布了高精度的人类基因组图谱,模式生物基因组的研究也取得了重要的进展,越来越多生物的基因组序列已经完成或正在测序。HGP 所取得的成果已获得了广泛的应用,并正在快速地推进生命科学及相关学科的发展。

(一) 人类基因组

二倍体生物的生殖细胞中所含有的全套染色体称为一个染色体组;基因组(genome)是指一个染色体组中所包含的全部基因,也就是包括细胞或生物体的整套 DNA,人的体细胞除了成熟的红细胞以外,都具有一套完整的基因组 DNA。人体细胞中的 DNA 虽然主要分布在细胞核中,但细胞质中的线粒体里也有少量的 DNA,故人类基因组应包括细胞核基因组和线粒体基因组。通常所说的基因组研究主要是指细胞核基因组研究,在这里仅介绍细胞核基因组。

细胞核基因组由整套染色体组成。一条染色体就是一个双链 DNA 分子,DNA 分子中的核苷酸排列顺序分别构成了基因和基因以外的各种结构单元。因此,基因组的 DNA 分子也可以划分为基因的编码序列和所有非编码序列。分析基因组内各种 DNA 序列的结构特征,有助于解读这些 DNA 序列中包含的遗传信息,认识其生物学功能和多种生物体的遗传本性。

细胞核基因组 DNA 分子可以根据其结构和功能从不同角度分成不同的类别。

1. 基因序列和非基因序列　基因序列是指基因组里决定蛋白质(或 RNA 产物)的 DNA 序列。在分析基因组序列时,科学家们发现有的基因序列还未找到与这个序列对应的蛋白质产物,这种 DNA 序列成为可读框(ORF)。一般来说,一个 ORF 相当于一个基因,只是其产物还有待发现和证实。非基因序列则是基因组中除基因以外的所有 DNA 序列,主要是两个基因间的居间序列。

2. 编码序列和非编码序列　编码序列是指编码 RNA 和蛋白质的 DNA 序列,由于基因是由内含子和外显子组成,内含子是基因内非蛋白质编码序列。所以,基因的内含子序列和居间序列的总和统称为非蛋白质编码序列。

3. 单一序列和重复序列　单一序列是基因组里只出现一次的 DNA 序列。在人类基因组中,单一序列约占基因组的 50%。

重复序列是指具有多数反复存在的 DNA 序列。根据其重复的频度,重复序列可分为 3 类。一类为轻度重复序列,它在基因组中一般只有 2～10 份拷贝,组蛋白基因和酵母 tRNA 基因属于此类。另一类为中度重复序列,一般指有 10 份到几百份拷贝的 DNA 序列,通常是非编码序列。还有一类为高度重复序列,一般有几百份甚至几百万份拷贝,如 rRNA 基因和某些 tRNA 基因,更多

43

的则是很短的非编码序列重复。

线粒体是真核细胞的一种细胞器,有它自己的基因组,以编码细胞器的一些蛋白质。线粒体基因组一般都是一个环状 DNA 分子,由于一个细胞里有许多个线粒体,故一个线粒体里也有几份基因组拷贝。

(二) 人类基因组计划

1. **人类基因组计划产生的科学背景**　20 世纪 80 年代,几种病毒的基因组完整序列已经被测定,因此人们开始探讨是否能测定有较大基因组物种,如人类的基因组序列,并于同期启动了解译人类全基因组 30 亿核苷酸碱基对的大规模合作,HGP 在成熟的遗传作图技术、DNA 测序技术及 DNA 鉴定技术背景下如火如荼地展开了。从 1987 年提出 HGP 到 1990 年正式实施,研究的具体内容表现在遗传图、物理图、序列图和转录图等 4 张图上,其主要内容是绘制人类基因组序列框架图。1993 年马里兰州 Hunt Valley 会议上,经美国人类基因组研究中心(CHGR)修订后的 HGP 内容包括:人类基因组作图及序列分析;基因的鉴定;基因组研究技术的建立、创新与改进;模式生物(主要包括大肠埃希菌、酵母、果蝇、线虫、小鼠、水稻、拟南芥等)基因组的作图和测序;信息系统的建立,信息的储存、处理及相应的软件开发;与人类基因组相关的伦理学、法学和社会影响与结果的研究;研究人员的培训;技术转让及产业开发;研究计划的外延等几方面,这些内容构成了 20 世纪到 21 世纪最大的系统工程。

2. **人类基因组计划的现有主要成就**　纵观人类基因组计划历年大事,其取得的主要成就是令人折服的。1990 年,人类基因组计划在美国正式启动;1991 年,美国建立第一批基因组研究中心;1993 年,桑格研究中心在英国剑桥附近成立;1997 年,法国国家基因组测序中心成立;1998 年,中国在北京和上海设立国家基因组中心;1999 年,中国获准加入 HGP,承担 1% 的测序任务,成为参与这一计划的唯一发展中国家;2000 年 6 月 26 日,美、日、德、法、英、中等 6 国科学家公布人类基因组工作框架图;2001 年 2 月 12 日,六国科学家联合在学术期刊上发表人类基因组工作框架图及初步分析结果;2001 年 8 月 26 日,人类基因组“中国卷”的绘制工作宣告完成;2003 年 4 月 14 日,美、日、德、法、英、中等 6 国科学家公布了人类全基因组序列图绘制成功,人类基因组计划的所有目标全部实现;2004 年 10 月,人类基因组高精度序列图公布;2005 年 3 月,人类 X 染色体测序工作基本完成,并公布了该染色体基因草图。

通过研究,科学家们发现:第一,人类基因数量比原先估计的少很多,仅为 2 万～2.5 万个。第二,人类基因组中,基因分布不均匀,部分区域基因密集,部分区域则基因“贫瘠”。第三,35.3% 的基因包含重复序列,这说明那些原来被认为是“垃圾”的 DNA 也起重要作用,应该被进一步研究。第四,人类 99.9% 以上的基因的核苷酸序列是相同的,而差异不到 0.1%。这些差异是“单一核苷酸多样性”(SNP)产生的,它构成了不同个体的遗传基础,个体的多样性被认为是产生遗传病的原因。在该计划中,科学家完成的人类基因组图谱的分辨率超过了原计划,完成了全部染色体的高分辨率物理图谱的构建,对基因功能的研究也取得了多项成就。

3. **HGP 实施对人类的意义**　HGP 与“曼哈顿”原子弹计划、“阿波罗”登月计划,被誉为 20 世纪科学史上三大里程碑。

(1) 对人类疾病基因研究的贡献:人类疾病相关的基因是人类基因组中结构和功能完整性至关重要的信息,如采用“定位克隆”和“定位候选克隆”的全新思路,发现了亨廷顿舞蹈症、遗传性结肠癌和乳腺癌等一大批单基因遗传病致病基因,为这些疾病的基因诊断和基因治疗奠定了基础。对于心血管疾病、肿瘤、糖尿病、神经精神类疾病(老年性痴呆、精神分裂症)、自身免疫性疾病等多基因疾病是目前疾病基因研究的重点,1997 年起相继提出了肿瘤基因组解剖计划、环境基因组学计划,因此健康相关研究也成了 HGP 的重要组成部分。

(2) 对医学的贡献:以 HGP 为基础,逐步深入地对功能基因组学、比较基因组学、疾病基因组学、肿瘤基因组学、药物基因组学和人类基因组信息学进行研究,这些研究成果将为生命科学研究带来天翻地覆的变化,也将使人们在疾病诊断、基因治疗、遗传保健、优生优育等方面建立全新的人类医学。

总之,HGP 的研究不仅对于科学研究本身,而且对社会发展亦将产生重要而深远的影响。由于 HGP 的完成,人类将会更为安全而有效地将 HGP 的研究成果用于改善人类的健康状况而造福人类。

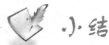

小结

通过本章学习,我们知道,核酸由许多核苷酸聚合成的生物大分子化合物,为生命的最基本物质之一。根据化学组成不同,核酸可分为脱氧核糖核酸(DNA)和核糖核酸(RNA)。DNA 是储存、复制和传递遗传信息的主要物质基础,RNA 在蛋白质合成过程中起着重要作用,我们将能编码有功能的蛋白质多肽链或合成 RNA 所必需的全部核酸序列称为基因。基因具有储存遗传信息,传递遗传信息和表达遗传信息的功能。由于不同基因的脱氧核苷酸的排列顺序(碱基顺序)不同,不同的基因就含有不同的遗传信息。遗传信息的传递是通过 DNA 复制来实现的。基因不仅可以通过复制把遗传信息传递给下一代,还可以使遗传信息以一定的方式反映到蛋白质的分子结构上来,从而使后代表现出与亲代相似的性状,遗传学上把这一过程称为基因表达。基因表达包括转录和翻译两个过程,基因虽然十分稳定,但在一定的条件下也可以从原来的存在形式突然改变成另一种新的存在形式,这称为基因突变。基因突变有多向性、可逆性、有害性和稀有性的特性。根据基因结构的改变方式,基因突变主要分为碱基置换突变和移码突变两种类型。根据基因突变所产生的效应不同,又可以分为同义突变、错义突变、无义突变和延长突变 4 种类型。二倍体生物的生殖细胞中所含有的全套染色体称为一个染色体组;基因组是指一个染色体组中所包含的全部基因,也就是包括细胞或生物体的整套 DNA,人的体细胞除了成熟的红细胞以外,都具有一套完整的基因组 DNA。人的基因组由 22 条常染色体加上 X、Y 性染色体的 DNA 组成。HGP 的研究对于科学研究和社会发展将产生重要而深远的影响。由于 HGP 的完成,人类将会更为安全而有效地将 HGP 的研究成果用于改善人类的健康状况而造福人类。

思考题

一、填空题

1. 任何生物体包括病毒、细菌、动植物等都含有核酸。核酸分为(　　)和(　　)两大类。

2. 基因是遗传的基本单位,根据在细胞内分布的部位不同,基因分为(　　)基因和(　　)基因。根据功能的不同,基因主要分为(　　)基因和

(　　)基因。

3. 真核生物的结构基因一般分为(　　　)和(　　　)。

4. 基因的本质是(　　　　　)。

5. 基因的表达也就是基因控制蛋白质合成的过

程,包括( )和( )两个步骤。

6. 根据基因结构的改变方式,基因突变主要分为( )突变和( )突变两种类型。

7. 二倍体生物的生殖细胞中所含有的全套染色体称为一个( ),而一个染色体组中所包含的全部基因称为一个( )。

8. 人类基因组应包括( )基因组和( )基因组。

9. 基因突变有如下特性:( )、( )、( )和( )。

10. 人类基因组一词用于描述( )。人的基因组由( )条常染色体加上( )性染色体的 DNA 组成,人类基因组计划简称( )。

二、选择题

1. 基因突变是由于( )
   A. 染色体结构异常
   B. 染色体数目异常
   C. RNA 分子中核甘酸顺序和数目的改变
   D. DNA 分子中核甘酸顺序和数目的改变

2. 如果 DNA 模版链的 TAA 突变为 TAC,那么由模板链转录的 mRNA 相应的密码子将会( )
   A. 由 AUU 变为 AUG
   B. 由 UAA 变为 UAG
   C. 由 AUU 变为 GAU
   D. 由 UAG 变为 AUC

3. DNA 的组成成分是( )
   A. 脱氧核糖、磷酸、核糖
   B. 核糖、磷酸、碱基
   C. 脱氧核糖、磷酸、碱基
   D. 核糖、氨基、碱基

4. DNA 和 RNA 共有的嘧啶碱是( )
   A. T   B. C   C. G   D. U

5. 核酸可分为下述哪两大类( )
   A. 嘧啶与嘌呤
   B. 核苷与核苷酸
   C. 核糖核酸与脱氧核糖核酸
   D. 核糖与脱氧核糖

6. DNA 分子中碱基配对规律应为( )
   A. C—G A—U   B. A—G C—T
   C. A—C T—G   D. G—C T—A

7. 遗传信息是指 DNA 分子中( )
   A. 碱基对的数量
   B. 碱基互补配对的种类
   C. A＝T 与 C＝G 的比例
   D. 碱基对的排列顺序

8. 组成 DNA 的基本单位是( )
   A. 核苷   B. 核苷酸
   C. 脱氧核苷酸   D. 氨基酸

9. 对"中心法则"的叙述,正确的是( )
   A. 中心法则是指 DNA 的复制过程
   B. 中心法则是指转录和逆转录过程
   C. 中心法则是指翻译过程
   D. 中心法则是对遗传信息传递规律的概括

三、名词解释

1. 基因
2. 翻译
3. 转录
4. 基因突变

四、问答题

1. DNA 和 RNA 的区别主要有哪些?
2. 基因的本质和概念分别是什么?
3. 基因突变产生的生物学效应主要有哪些?

第四章

遗传的基本规律

了解　分离现象、自由组合现象、完全连锁和不完全连锁现象及其解释与验证方法；互换率的计算方法。

熟悉　连锁互换定律的内容、细胞学的基础和实质。

应用　分离定律与自由组合定律的内容、细胞学的基础和实质；能分析人类性状的遗传。

遗传与变异是生命的基本特征之一，人们通过具体的性状来认识生命的遗传与变异现象。性状不是直接传递的，而是通过遗传物质——基因进行亲代与子代的传递，基因的遗传遵循着三大基本定律，即分离定律、自由组合定律、连锁与互换定律。前两个定律是孟德尔通过豌豆杂交实验总结出来的，称为孟德尔定律；后一个是摩尔根和他的学生通过果蝇杂交实验总结出来的，又称为摩尔根定律，这三大定律奠定了现代遗传学发展的基础，使遗传学形成一套较为完整的经典理论体系。遗传的基本规律不仅适合动植物的遗传，而且也适合人类的遗传。

第一节　分　离　定　律

孟德尔（Gregor Johann Mendel，1822—1884），出生于奥地利，遗传学的奠基人。19 世纪 60 年代，修道士孟德尔在奥地利 Brunn 修道院花园里进行了长达 8 年的豌豆杂交实验，终于在 1866 年发表了"植物杂交实验"的论文，揭示出遗传的两个基本规律——分离定律（law of segregation）和自由组合定律（law of independent assortment），可是这在当时并没有引起学术界的重视，一直到1900 年，孟德尔的发现被另外 3 位科学家分别予以证实，才得到重视和公认，这就是孟德尔定律（Mendel's laws）的再发现，遗传学就是同这个"再发现"一起诞生的。

孟德尔的成功应归功于他卓越的洞察力和科学的研究方法。①严格选材，确定目标：他选用的材料豌豆，第一，是严格的自花授粉植物，因此没有外来花粉混杂。第二，具有稳定的、可以区分的性状。性状（character）是指生物所具有的形态结构特征和生理生化特性。每一个具体的性状称为单位性状（unit character），如植株的高度、种子的形状、子叶的颜色等。同时他还注意到，同一单位性状在同种生物不同个体之间可能表现不同，存在差异，这种单位性状内具有相对差异的性状称为相对性状，如植株的高和矮、种子形状的圆滑和皱缩、子叶颜色的黄和绿等。第三，豆荚成熟后籽粒都留在荚中便于各种类型籽粒的准确计数，这在以籽粒为研究对象的实验中自然是很重要的。②精心设计，定量分析：在实验过程中采用了单因子分析法，最大限度地排除了各种复杂因素的干扰,同时对杂交子代进行了分类计数和数字归纳。③科学推论,精确验证:对实验结果进行了科学的推论,并首创了严谨的测交法对实验结果进行验证。

在遗传学中常用一些符号,其含义分别是:P(parent)表示亲本,♀表示母本,♂表示父本,G(gametes)表示配子,×表示杂交,F1(first filial generation)表示杂种第一代,F2(second filial generation)表示杂种第二代,⊗表示自交。需要注意的是,当不用两种符号分别表示母本和父本时,写在×号前面的亲本是母本,写在×号后面的是父本。

一、分离现象

在豌豆杂交实验过程中,孟德尔选择相对性状差异明显并真实遗传的纯种豌豆作为亲本,通过人工授粉进行杂交。下面以豌豆种子的圆滑与皱缩这一对相对性状为例,分析杂交实验过程。孟德尔选用纯种圆滑豌豆与纯种皱缩豌豆作为亲本(用P表示)进行杂交(用×表示),即让它们进行异花授粉,在开花前人工去除母本的雄蕊,在开花时用父本的花粉授在母本的柱头上(图4-1)。杂交后所结的种子便是子1代(F1),无论谁做父本或母本,F1种子都是圆滑的,没有皱缩的。孟德尔把一对相对性状中在F1中表现出来的亲本性状称为显性性状(dominant character),把没有表现出来的亲本性状称为隐性性状(recessive character),如豌豆的种皮圆滑性状为显性性状,皱缩性状为隐性性状。用F1圆滑种子长出的植株进行自交(自花授粉),所产生的子2代(F2)种子中既有圆滑的,也有皱缩的,这种在杂交后代中显性性状和隐性性状都重新出现的现象称为性状分离(segregation of character)现象。所产生的F2种子共7 324粒,其中5 474粒是圆滑的,1 850粒是皱缩的。孟德尔用统计学方法处理杂交实验结果,圆滑豌豆与皱缩豌豆的比例是2.96:1,接近3:1(图4-2)。

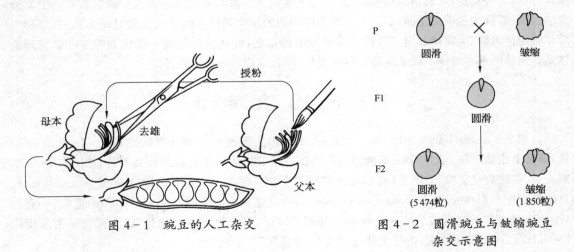

图4-1 豌豆的人工杂交

图4-2 圆滑豌豆与皱缩豌豆杂交示意图

孟德尔在豌豆中除了研究圆滑与皱缩这一相对性状外,还研究了其他6对相对性状,遗传方式与上述实验相似。在F1中可以看到显性现象,在F2中可以看到分离现象。实验结果见表4-1。

表4-1 豌豆杂交实验结果

性状的类别	亲代的相对性状	F1 性状表现	F2 性状表现(数目:粒)	比率
子叶颜色	黄色×绿色	黄色	黄色(6 022),绿色(2 001)	3.01:1
成熟种子形状	圆滑×皱缩	圆滑	圆滑(5 474),皱缩(1 850)	2.96:1

（续表）

性状的类别	亲代的相对性状	F1 性状表现	F2 性状表现（数目：粒）	比率
豆荚形状	饱满×缢缩	饱满	饱满(822)，缢缩(299)	2.95∶1
未成熟豆荚颜色	绿色×黄色	绿色	绿色(428)，黄色(152)	2.85∶1
花的位置	腋生×顶生	腋生	腋生(651)，顶生(207)	3.14∶1
花的颜色	红花×白花	红花	红花(705)，白花(224)	3.15∶1
茎的高度	高×矮	高	高(787)，矮(277)	2.84∶1

就这 7 对相对性状在 F2 的分离比来看，显性性状和隐性性状的比例都在 3∶1 左右，很有规律。为什么都出现 3∶1 呢？怎样来说明这种现象呢？

二、分离现象的解释和验证

（一）解释

孟德尔为了解释杂交实验结果，提出了遗传因子（后来的基因）分离假说。①性状由遗传因子决定的：相对性状是由细胞中的相对遗传因子决定的，遗传因子在体细胞内是成对存在的。②体细胞中的成对的遗传因子，一个来自母本，一个来自父本。它们各自独立，彼此互不混杂。③在形成配子（生殖细胞）时，成对的遗传因子彼此分离，分别进入不同的生殖细胞，使每一个配子中只含有成对遗传因子中的一个，这就是我们现在公认的孟德尔分离定律。④雌雄配子随机结合形成受精卵，遗传因子又恢复了成对状态。⑤控制相对性状的遗传因子是同一遗传因子的两种形式，分别称为显性遗传因子和隐性遗传因子，显性遗传因子控制显性性状，隐性遗传因子控制隐性性状。

孟德尔假设的遗传因子，现在通称基因，这一术语是丹麦约翰逊（W. Johannsen）最初提出来的。通常用英语中相应的大小写字母表示相对的显性基因和隐性基因。如果用 R 表示圆滑基因，那么，r 就表示皱缩基因，按照孟德尔假设解释，亲代纯种圆滑植株是 RR，皱缩植株是 rr，这些称为基因型（genotype），基因型是一个生物体或细胞的遗传组成。一个生物体（或细胞）可以观察到的性状或特征称为表现型（phenotype），是特定的基因型和环境相互作用的结果。通常用文字说明，如圆滑、皱缩就是个体的表现型。在杂交实验中，亲本植株在形成配子时，成对的基因彼此分离，到各个配子中去，结果亲本圆滑豌豆产生一种含 R 的配子，亲本皱缩豌豆产生一种含 r 的配子。受精后发育形成的 F1 豌豆体细胞中应具有一对基因 Rr，由于 R 对 r 为显性，故 F1 全部为圆滑豌豆种子。当 F1 圆滑豌豆再形成配子时，按孟德尔假设，R 与 r 彼此分离，结果 F1 产生含 R 和 r 两种类型的配子，且数量相等。F1 自交，雌雄配子随机受精后，F2 出现 4 种组合情况，产生 3 种基因组成：RR、Rr、rr，它们的比例为 1∶2∶1。由于 R 对 r 为显性，故 F2 圆滑与皱缩的数量比为 3∶1（图 4-3）。

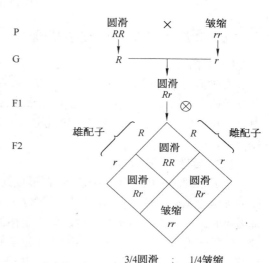

图 4-3 豌豆一对相对性状
杂交遗传分析图

49

基因型是性状表现的内在因素,它要通过表现型反映出来,但表现型有时不能完全反映出基因型的情况,表现型相同的个体基因型可能不同,如基因型 RR 和 Rr 的个体表现型相同,都是圆滑豌豆,但是基因型并不相同。表现型是基因型和环境条件共同作用的最终结果。

在二倍体生物中,RR 和 rr 这两种基因型,是一对同源染色体上特定的基因座上有两个相同的等位基因结合而成,称为纯合体(homozygote),又称纯合子;反之,在二倍体生物中,一对同源染色体特定的基因座上有两个不同的等位基因的个体或细胞,称为杂合体(heterozygote),也称杂合子。R 和 r 是同一基因的不同形式,互称为等位基因。所谓等位基因是指位于一对同源染色体的同一基因座位上的两个不同形式的基因,等位基因通常用相同英文字母的大小写来表示。

(二)验证

为了验证遗传因子假说的正确性,孟德尔设计了测交(test cross)实验。测交实验是指用基因型未知的杂交产生的 F1 显性个体与隐性纯合体亲本进行杂交,以检测 F1 显性个体基因型的方法。根据测交 F1 所出现的表现型种类和比例,可以确定被检测的个体的基因型。由于隐性纯合体只能产生一种只有隐性基因的配子,它们与含有任何基因的另一种配子结合,其子代都只能表现出另一种配子所含基因的表现型,因此测交子代表现型的种类和比例正好反映了被测个体所产生的配子种类和比例,从而可以得出被测个体的基因型。

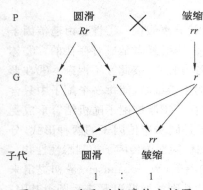

图 4-4 豌豆测交遗传分析图

按孟德尔假设推理,F1 个体基因型应是 Rr,当 F1 再与一皱缩豌豆测交时,F1 形成 R 和 r 两种配子,它们的数目相等。而测交亲本的基因型为 rr,只产生一种 r 的配子。随机受精后,必将形成 Rr 和 rr 两种数量相等的合子,将来分别发育成圆滑和皱缩的豌豆,呈现 1∶1 的比例,孟德尔的测交结果见图 4-4。测交实验结果与预期的完全一致,证实孟德尔假设是正确的。

三、分离定律及其细胞学基础

(一)内容

孟德尔的一对相对性状的实验结果,后人经过反复验证,把它归纳为孟德尔第一定律,又称分离定律。分离定律的内容为:生物在形成配子时,同对基因彼此分离,分别进入到不同的配子中去。在一般情况下,F1 配子分离比是 1∶1,F2 表现型分离比是 3∶1,F2 基因型分离比是1∶2∶1。

(二)细胞学基础及实质

基因在细胞中的载体是染色体,在形成配子的减数分裂过程中,同源染色体的分离是分离定律的细胞学基础。分离定律的实质是等位基因的分离,适用于位于一对同源染色体上的一对等位基因控制的一对相对性状的遗传。分离定律的实现需要满足一定的条件:第一,F1 个体形成的 R 和 r 的配子的数目相等。第二,F1 两种配子的受精是随机的,在所有生殖细胞中精卵结合的机会均等。第三,不同基因型的个体,如 RR、Rr 与 rr 个体的存活率是相同的。第四,显性是完全的,也就是说,基因型 RR 和 Rr 在表现型上是一样的。

第二节　自由组合定律

孟德尔利用一对相对性状的遗传现象总结出了分离定律,在此基础上,他又选用具有两对或两对以上相对性状差异的纯合亲本进行杂交实验,由简单到复杂,从分析到综合,揭示了自由组合定律。下面以两对相对性状的遗传为例来说明自由组合定律。

一、两对性状的自由组合现象

孟德尔选用一个亲本黄色子叶、种子圆滑(简称黄圆)的纯种豌豆与另一个亲本绿色子叶、种子皱缩(简称绿皱)的纯种豌豆进行杂交,无论谁做父本或母本,F1 都是黄色圆滑的豌豆,表明黄色和圆滑都是显性性状;而绿色和皱缩都是隐性性状。F1 自花授粉,从 15 个植株上得到 F2 种子 556 粒,这些种子有 4 种类型,其中黄圆 315 粒,黄皱 101 粒,绿圆 108 粒,绿皱 32 粒。4 种类型的比例约为 9∶3∶3∶1(图 4-5)。

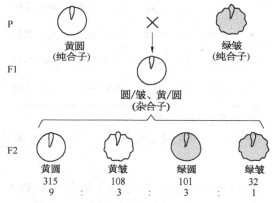

图 4-5　黄圆豌豆与绿皱豌豆杂交示意图

由以上结果可以看出以下特点:①在 F2 代中出现 4 种类型,其中黄圆和绿皱是亲本原有的两种类型,称为亲组合(parental combination);而黄皱和绿圆则是亲本所没有的两种类型,称为重组合(recombination)。②以上结果如果分别按照一对相对性状进行分析的话,则发现以下结果:黄色豌豆种子总数 416(315＋101)和绿色豌豆种子总数 140(108＋32)之比接近 3∶1,圆滑豌豆种子总数 423(315＋108),皱缩豌豆种子总数 133(101＋32)之比接近 3∶1。结果表明,每对相对性状在 F2 的分离中仍然符合 3∶1 的比例,两对相对性状的分离彼此独立,互不干扰,遵守分离定律。但是把两对相对性状联系在一起分析,F2 中不仅有亲组合类型,而且还出现了两种亲本所没有的重组合类型,同时它们之间呈现一定的比例为 9∶3∶3∶1,该如何解释呢?

二、自由组合现象的解释和验证

(一) 解释

孟德尔认为豌豆子叶颜色黄和绿是一对相对性状,受一对等位基因控制,位于一对同源染色体上,用 Y 和 y 表示;豌豆种子形状圆和皱是另一对相对性状,受另一对等位基因控制,位于另一对同源染色体上,用 R 和 r 表示。因此亲本黄圆豌豆的基因型是 $YYRR$,亲本绿皱豌豆的基因型是 $yyrr$。通过减数分裂,亲本黄圆($YYRR$)在形成配子时,只产生一种含 YR 的配子,亲本绿皱($yyrr$)

在形成配子时,只产生一种含 yr 的配子。精卵结合受精后 F1 的基因型是 $YyRr$,由于 Y 对 y 是显性,R 对 r 是显性,因此 F1 表现型都是黄圆。F1 产生配子时,根据分离定律,等位基因 Y 和 y 分离,R 与 r 分离,而 Y 与 R、Y 与 r、y 与 R、y 与 r 由于基因位点不同而控制的遗传性状也不同,因此被称为非等位基因,且它们位于非同源染色体上,它们之间就可以随机组合,形成数量相等的 4 种配子:即 YR、Yr、yR、yr,其比例为 1∶1∶1∶1。雌配子是这 4 种,雄配子也是这 4 种,随机受精后 F2 有 16 种组合,9 种基因型,4 种表现型,分别是黄圆、黄皱、绿圆、绿皱,比例为 9∶3∶3∶1,与实验结果正好符合(图 4-6)。

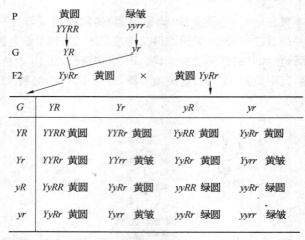

图 4-6　豌豆两对相对性状杂交遗传分析图

(二) 验证

为了验证自由组合理论的正确性,孟德尔仍然进行了测交实验,即用 F1 黄圆豌豆与隐性纯合体亲本绿皱豌豆进行杂交。按孟德尔的假设推理,F1 黄圆豌豆基因型应是 $YyRr$,当使 F1 再与绿皱豌豆测交时,将形成 YR,Yr,yR,yr 4 种配子,它们的数目相等。而测交另一亲本的基因型为 $yyrr$,只产生一种 yr 的配子。随机受精后,必将形成 $YyRr$、$Yyrr$、$yyRr$、$yyrr$ 4 种数量相等的合子,将来分别发育成黄圆、黄皱、绿圆和绿皱的 4 种豌豆,呈现 1∶1∶1∶1 的比例,孟德尔的测交结果如图 4-7 所示。测交实验结果与预期的完全一致,证实孟德尔假设是正确的。

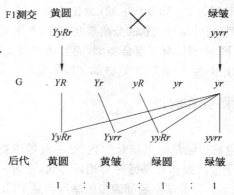

图 4-7　F1 黄圆豌豆与绿皱豌豆测交遗传分析图

三、自由组合定律及其细胞学基础

(一) 内容

孟德尔的两对相对性状的实验结果,后人经过反复验证,把它归纳为孟德尔第二定律,又称自由组合定律。位于非同源染色体上的两对或两对以上非等位基因,当配子形成时,同对基因彼此分离,非同对基因自由组合后分别进入到不同的配子中去。这就是自由组合定律。

(二) 细胞学基础及实质

减数分裂时,非同源染色体自由组合是自由组合定律的细胞学基础。控制两对相对性状的两对等位基因分别位于两对非同源染色体上,在形成配子的减数分裂过程中,每一对等位基因都要随所在的同源染色体的分离而彼此分离,但由于两对非同源染色体在第一次减数分裂的后期要发生自由组合,因此它们所携带的两对等位基因也要随非同源染色体的自由组合而组合,结果它们以同等机会组合后产生了比例相等的 4 种配子。自由组合定律的实质是减数分裂过程中的非等位基因的自由组合。

第三节 连锁与互换定律

1908 年,William Bateson 和 Reginald Punnett 在研究香豌豆的花色和花药形状的实验中发现了一种似乎完全不符合孟德尔定律的遗传方式。1910 年美国遗传学家摩尔根(T. H. Morgan)和他的学生们以果蝇为实验材料进行大量的杂交实验,发现了连锁与互换定律(Law of linkage and crossing over),1926 年发表了《基因论》,提出了基因在染色体上呈直线排列的理论,补充和发展了孟德尔的遗传学说,极大地推动了遗传学的发展,并于 1933 年获得了诺贝尔奖。

一、完全连锁遗传

果蝇是昆虫纲双翅目的一种小型蝇类,通常以熟透的水果为食,体长 3～4 mm。因为果蝇繁殖快,几个星期内就可形成大量子代,也能在玉米粉和糖浆培养基上生长,是遗传学研究的好材料(图 4 - 8)。

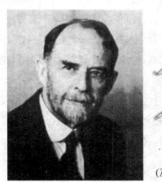 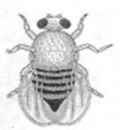 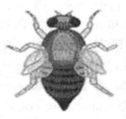

野生型　　　　　　　　　变种
(灰体、长翅、红眼)　　　(黑体、短翅、朱砂眼)

图 4 - 8　摩尔根和他饲养的果蝇图

野生果蝇为灰身、长翅类型(简称灰长)。在实验室培养过程中又发现了黑身、残翅的突变类型(简称黑残)。

用纯合的灰身长翅果蝇与黑身残翅果蝇杂交,F1 都是灰身长翅果蝇,因此灰身(B)对黑身(b)是显性性状,长翅(V)对残翅(v)是显性性状。然后用 F1 雄果蝇与黑身残翅的雌果蝇测交,按照自由组合定律,F2 应该出现灰身长翅、灰身残翅、黑身长翅、黑身残翅 4 种类型,其比例应为 1∶1∶1∶1。但实验结果却并非如此,F2 只出现了灰身长翅和黑身残翅两种亲本类型,比例各占 50%(图 4-9)。

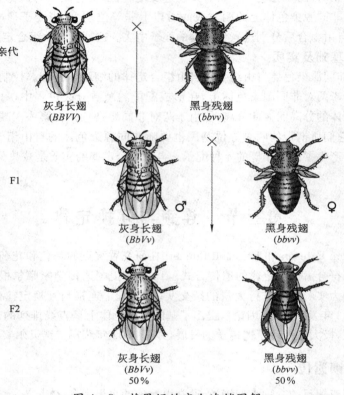

图 4-9 雄果蝇的完全连锁图解

由实验结果推知,F1 雄果蝇在形成精子时,并未产生 4 种精子,只产生两种数量相等的 BV 和 bv 的精子。怎样解释这一结果呢?摩尔根认为,控制这两对相对性状的两对等位基因位于一对同源染色体上,基因 B 与 V 位于一条染色体上,基因 b 与 v 位于该同源染色体中的另一条染色体上,那么在形成配子时,BV 和 bv 只能分别随各自所在的一条染色体作为一个整体传递,而不能自由组合,只能形成 BV 和 bv 的两种精子,这两种精子分别与 bv 这种卵细胞结合,F2 只能有灰身长翅(BbVv)和黑身残翅(bbvv)两种类型(图 4-10)。

两对或两对以上的等位基因位于同一对同源染色体上,在遗传时,位于同一条染色体上的基因一起遗传的现象,称为连锁(linkage)。如果测交后代完全是亲本组合,不会因重组而分开的现象,称为完全连锁(complete linkage),但完全连锁现象在生物界并不普遍。

二、不完全连锁与互换

摩尔根还发现,如果将 F1 灰长雌果蝇和黑残雄果蝇进行测交,其后代出现了 4 种类型的果蝇:灰身长翅 41.5%,黑身残翅 41.5%,灰身残翅 8.5%,黑身残翅 8.5%。既不同于自由组合的 1∶1∶1∶1,也不同于雄果蝇的完全连锁。对上述结果进行分析:亲本类型(灰身长翅和黑身残翅)占大部分(83%),而重新组合类型(灰身残翅和黑身长翅)占小部分(17%)(图 4-11)。

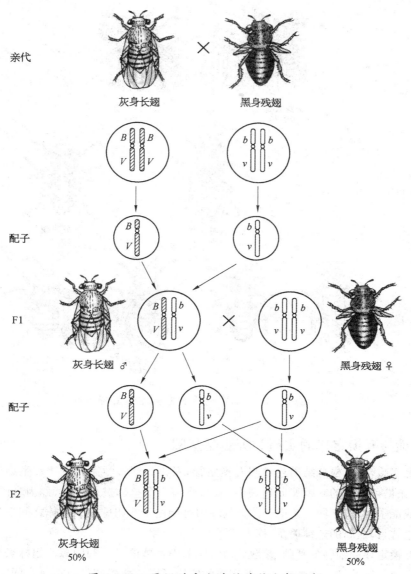

亲代

灰身长翅 × 黑身残翅

配子

F1

灰身长翅 ♂ × 黑身残翅 ♀

配子

F2

灰身长翅
50%

黑身残翅
50%

图 4 - 10 果蝇的完全连锁遗传分析图解

　　为什么会出现上述实验结果呢？摩尔根认为，F1 灰长雌果蝇在形成配子的减数分裂过程中，位于一对同源染色体的一条染色单体上的 BV 和另一条染色单体上的 bv，除了它们各自连锁外，在另外两条同源非姊妹染色单体间发生互换，基因从一条染色单体上换到另一条同源非姊妹染色单体上去，基因得到了重新组合的机会。B 和 V、b 和 v 一部分仍保持原有的连锁关系，同时 BV 和 bv 之间发生互换而导致基因重组，形成 B 和 v、b 和 V 的基因间新的连锁关系，由于发生同源非姊妹染色单体间的交叉互换的细胞毕竟是少数，因此 F1 雌果蝇就形成了 4 种卵子：BV、bv、Bv 和 bV，两多两少，即前两种亲组合类型的卵子多（各占 41.5%），后两种重组合类型的卵子少（各占 8.5%）。所以，当这 4 种卵子分别与精子（bv）受精后，测交后代就会形成 4 种基因型和 4 种表现型：灰长（$BbVv$）41.5%，黑残（$bbvv$）41.5%，灰残（$Bbvv$）8.5%，黑长（$bbVv$）8.5%（图 4-12）。

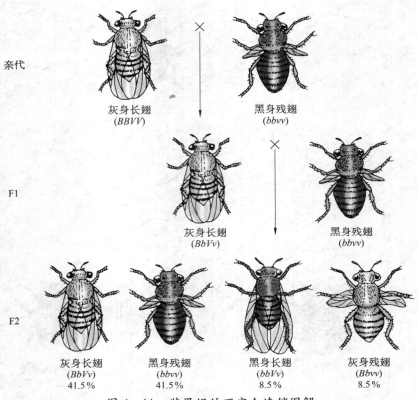

亲代

灰身长翅
(*BBVV*)

黑身残翅
(*bbvv*)

F1

灰身长翅
(*BbVv*)

黑身残翅
(*bbvv*)

F2

灰身长翅
(*BbVv*)
41.5%

黑身残翅
(*bbvv*)
41.5%

黑身长翅
(*bbVv*)
8.5%

灰身残翅
(*Bbvv*)
8.5%

图 4-11 雌果蝇的不完全连锁图解

三、连锁与互换定律的实质和细胞学基础

根据以上实验,摩尔根总结出连锁与互换定律,又称为遗传学第三定律。生物体在形成配子时,位于同一条染色体上的基因彼此连锁在一起,作为一个整体进行传递,称为基因的连锁定律。生物体在形成配子时,位于同一条染色体上的基因可能由于非姐妹染色单体之间发生片段的交换而发生重新组合,构成新的连锁关系,称为基因的互换定律。

连锁与互换定律的细胞学基础:减数分裂时同源染色体的联会和同源非姐妹染色单体间的交叉是连锁与互换定律的细胞学基础。互换定律的实质是同源非姐妹染色单体之间交换片段,使某些等位基因的位置相互对调。

四、连锁与互换定律的适用范围

连锁与互换是生物界普遍存在的现象。遗传学上,把位于同一染色体上的基因群称为一个连锁群。一种生物所具有的连锁群数目一般与其体细胞中的染色体对数相当,即与其单倍体细胞中染色体数目相一致。例如,果蝇体细胞中有 4 对染色体,就构成 4 个连锁群。人类体细胞中有 23 对染色体,由于 X、Y 染色体的连锁基因不同,因此此女性有 23 个连锁群,男性有 24 个连锁群。同一连锁群内的基因不能自由组合,但由于减数分裂过程中同源姊妹染色单体的交叉互换而发生互换。一对同源染色体上,两个连锁基因之间的交换频率称为交换率(又称互换率),一般可以通过测交后代中重组类型所占的比率来计算求出,或者是杂合子在形成配子时重组合类型的配子数占配

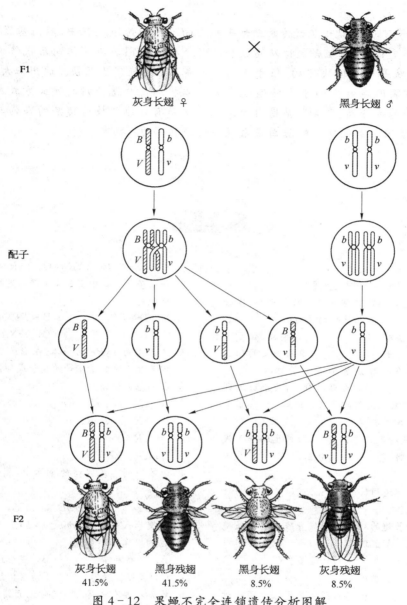

图 4-12 果蝇不完全连锁遗传分析图解

子总数的百分率,即

$$交换率(\%)=重组合类型数/(重组合类型数+亲组合类型数)\times100\%$$

互换率反映了连锁基因在染色体上的相对距离。一对同源染色体上的两对等位基因距离越远,则发生互换的可能性越大,互换率就越高;距离越近,则发生互换的可能性越小,互换率就越低。

如在一个家系中研究 2 对或 2 对以上相对性状(或单基因遗传病),且其对应的等位基因位于同一对同源染色体上,就要用连锁与互换定律分析传递规律,用互换率计算子代重组类型出现的比例。

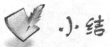

小 结

通过本章学习,我们认识了遗传的三大基本规律,即分离定律、自由组合定律及连锁和互换定律。性状是由基因决定的,位于不同对染色体上的基因在亲代向子代传递过程中,遵循着等位基因分离、非等位基因自由组合的规律;位于同对染色体上的基因在亲代向子代的传递过程中,不同基因往往作为一个整体随同该染色体向后代传递,或者连锁基因也可能发生互换。运用三大遗传规律可以推测某些遗传病的遗传方式及发病风险,从而有效地开展遗传病的咨询与防治,降低遗传病的发病率。

思考题

一、填空题

1. 孟德尔杂交实验的材料主要是( )。它是( )传粉,自然状态下都是纯种;实验中选用了稳定的、容易区分的 7 对( )。

2. 分离定律的实质:在( )细胞中,位于一对同源染色体上的( )具有一定的独立性。生物体在减数分裂形成配子时,( )随着( )的分开而分离,分别进入到两个配子中,独立地随配子遗传给后代。

3. 自由组合定律是指具有( )或( )相对性状的亲本进行杂交,所产生的子 1 代在形成配子时,( )分离,( )可以自由组合。

4. 自由组合定律适用( )或( )性状的遗传规律。

5. 子 1 代灰身长翅的雌果蝇与黑身残翅的雄果蝇测交,测交后代出现了( )类型,其中( )和( )类型多。( )和( )类型少。

6. 当( )或( )不同的基因位于同一对同源染色体上时,它们不( )而是联合在一起,作为一个整体进行传递,这种现象称为( )。

7. 连锁与互换定律的细胞学基础:( )时同源染色体的( )和同源非姐妹染色单体间的( )是连锁与互换定律的细胞学基础。

二、选择题

1. 父本的基因型为 *YYRr*,母本为 *YyRr*,则其 F1 中不可能出现的基因型是( )

A. *yyrr* B. *YYRr* C. *YyRr* D. *Yyrr*

2. 如果子代个体中有 3/4 呈现为显性性状,其亲代可能是( )

A. *TtXTT*
B. *TTXtt*
C. *TtXTt*
D. *TtXtt*

3. 基因型为 *YyRr* 的个体,在形成生殖细胞时,可以产生 4 种数量相等的精子或卵,这 4 种精子或卵的基因组合为( )

A. *YR、Yr、YR、Rr*
B. *YR、Yr、yR、yr*
C. *YR Yr yR yr*
D. *YR Yr Yr yr*

4. 具有下列各基因型的个体中,属于纯合子的是( )

A. *Yr* B. *AaBB* C. *YYrr* D. *Aa*

5. 测交后代基因型比例为 1:1:1:1,其遗传所遵循的规律是( )

A. 分离定律
B. 完全连锁遗传
C. 多基因遗传
D. 自由组合定律

6. 已知人类有酒窝(*A*)相对无酒窝(*a*)是显性,一对夫妇的基因型都是 *Aa*,那么他们子女无酒窝的可能性是( )

A. 0 B. 25% C. 50% D. 75%

7. 绵羊白色相对黑色为显性,两只杂合体白羊为亲本,接连生下 3 只小羊是白色,若它们再生第 4 只小羊,其毛色( )

A. 一定是白色
B. 一定是黑色
C. 是白色的可能性大
D. 是黑色的可能性大

8. 双眼皮和单眼皮是由一对等位基因 A 和 a 决定的。某男孩的双亲都是双眼皮,而他却是单眼皮,则他的基因型及其父母的基因型依次是(　　)

A. aa、AA、Aa　　　　B. Aa、AA、Aa

C. Aa、Aa、aa　　　　D. aa、Aa、Aa

三、名词解释

1. 等位基因
2. 显性性状
3. 纯合子与杂合子
4. 侧交
5. 连锁
6. 完全连锁与不完全连锁
7. 互换
8. 互换率

四、问答题

1. 简述遗传学三大定律的内容、细胞学基础及实质。

2. 在人类中,双眼皮是受显性基因 A 控制,单眼皮是受隐性基因 a 控制,褐色眼是受显性基因 B 控制,蓝色眼是受隐性基因 b 控制,两对基因分别位于不同对的同源染色体上。一对夫妇都是双眼皮褐色眼,生了一个单眼皮蓝色眼的孩子,问他们再生一个孩子是双眼皮蓝色眼的可能性是多大?

第五章
单基因遗传病

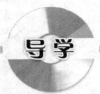

了解　Y连锁遗传的概念和系谱特点；近亲婚配的概念及危害；基因的多效性和遗传异质性、表现型模拟和反应规范、限性遗传和从性遗传、遗传印记等影响单基因遗传病分析的若干问题。

熟悉　单基因遗传病的各种遗传方式及其典型病例，预测子女的发病风险。

应用　系谱和系谱分析；常染色体显性遗传、常染色体隐性遗传、X连锁显性遗传、X连锁隐性遗传概念和系谱特点。

单基因遗传病是指受一对等位基因控制的遗传病。由于致病基因可分为显性基因和隐性基因，染色体可分为常染色体和性染色体，因此根据致病基因的显隐性及位置可将人类单基因遗传分为：常染色体显性遗传、常染色体隐性遗传、X连锁显性遗传、X连锁隐性遗传和Y连锁遗传5种主要遗传方式。

第一节　系谱和系谱分析

由于人类社会的特殊性，一些研究动植物遗传常用的方法在人类性状或疾病遗传的研究中是不合适的。在临床上判断单基因病遗传方式最常用的方法是系谱分析。所谓系谱(pedigree)或称家图是指对某种遗传病患者家族各成员的发病情况进行详细调查，再以特定的符号和格式绘制成反映家族各成员相互关系和发病情况的图解。系谱图中必须给出的信息包括：性别、性状表现、亲子关系、世代数以及每一个个体在世代中的位置。系谱中常用的符号见图5-1。

系谱中的先证者是指该家系中第一个被确诊的患者。在绘制系谱时，从先证者开始着手调查家族中各成员的情况，然后把被调查者的亲缘关系和健康状况，用上述特定的系谱符号绘成系谱图。根据绘制的系谱进行回顾性分析，以确定所发现的某一特定性状或疾病是否有遗传因素及其可能的遗传方式，从而对家系中其他成员的发病情况作出预测。一般来说，调查的人数越多越好，除要求信息准确外，还要注意患者的年龄、病情、死亡原因和是否近亲婚配等。上述过程称为系谱分析。

第二节　常染色体遗传病

控制一种性状或疾病的基因位于1~22号常染色体上，称为常染色体遗传，根据该基因是显性

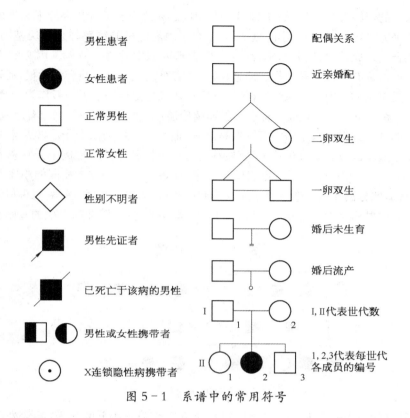

男性患者

女性患者

正常男性

正常女性

性别不明者

男性先证者

已死亡于该病的男性

男性或女性携带者

X连锁隐性病携带者

配偶关系

近亲婚配

二卵双生

一卵双生

婚后未生育

婚后流产

Ⅰ,Ⅱ代表世代数

1, 2,3代表每世代
各成员的编号

图 5-1 系谱中的常用符号

的还是隐性的,可分为常染色体显性遗传和常染色体隐性遗传。单基因遗传病中绝大多数病种属于常染色体遗传。

一、常染色体显性遗传病

一种遗传性状或遗传病有关的基因位于常染色体上,其性质是显性的,这种遗传方式称为常染色体显性遗传(autosomai dominant inheritance,AD),以这种方式遗传的疾病称为常染色体显性遗传病。人类有很多性状或疾病符合这种遗传方式,如有耳垂对无耳垂为显性、卷发对直发为显性、雀斑对非雀斑为显性,而长睫毛、能卷舌等都是显性性状。常见的常染色体显性遗传病有家族性高胆固醇血症Ⅰa型、多囊肾(成年型)、多发性外生性骨疣、马尔芬综合征、结肠息肉等,目前发现的此类性状和疾病约有7 000 种。如果以 A 代表显性基因,a 代表隐性基因,那么杂合子 Aa 表现出来的性状应该为显性,但是由于内外环境因素的复杂影响,杂合子实际上却有多种不同的复杂表现。因此,常染色体显性遗传根据杂合体表现的不同又可分为以下的几种不同的遗传方式。

(一)完全显性遗传

在常染色体显性遗传中,杂合子的表现型与显性纯合体的表现型完全相同,称为完全显性。即杂合子 Aa 表现出与纯合子 AA 完全相同的性状或疾病。

短指(趾)症是一种常染色体完全显性遗传病,患者因指(趾)骨短小或缺如,致使手指(足趾)变短。如果用 A 代表决定短指(趾)的显性基因,a 代表正常的隐性等位基因,则带有显性短指(趾)基因的个体基因型为 AA 或 Aa,对于这两种基因型来说其表现型完全相同,需要注意的是在临床上见到的短指(趾)患者及其他显性遗传病患者的基因型大多为杂合子,而不是纯合子。这是由于致

61

病基因是很稀有的,其基因频率一般在0.01～0.001,显性纯合子患者在人群中出现的频率为该致病基因频率的平方,这是一个非常小的概率,而杂合子患者出现的频率却是致病基因频率的2倍,故患者常为杂合子。此外,根据分离率,纯合子患者基因型中的两个致病基因必然有一个来自父方,一个来自母方,只有父母都是短指(趾)患者时,才有可能生出显性纯合的后代,而这种婚配方式在实际生活中是罕见的。因此在系谱分析中,常染色体显性遗传病患者一般作为杂合子来看待。

AD的典型系谱(图5-2)有如下特点。①连续传递:系谱中可看到每代均有患者出现,呈现出一种垂直传递的方式。患者双亲中常有一方是患者,但绝大多数为杂合子。②系谱中男女患病机会均等。由于致病基因位于常染色体上,故性状的遗传与性别无关。本例中男女患者比例正好为1∶1,但这一点在一些小家系中不一定能反映出来,如将几个婚配方式相同的小家系综合起来分析,就会得到近似的分离比例。③患者子女及同胞中约有1/2的个体将患病,也可以说患者的每一个子女都有1/2的发病风险。④双亲无病时,子女一般不会患病,除非新发生的基因突变。

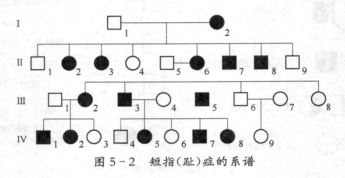

图5-2　短指(趾)症的系谱

总之,一种性状或疾病在系谱中连续传递且无男女性别分布上的差异,是常染色体显性遗传的典型特征。

(二) 不完全显性遗传

不完全显性也称半显性。这种遗传方式是指杂合子 Aa 的表现型介于显性纯合子 AA 与隐性纯合子 aa 的表现型之间,也就是说,在杂合子 Aa 中,基因 a 的作用也有一定程度的表现,这种遗传方式称为不完全显性遗传,如人类对苯硫脲的尝味能力就是不完全显性遗传的性状。苯硫脲(PTC)是一种白色结晶状物质,由于含有 N—C≡S 基团而有涩味。有人能尝出其苦味,称为 PTC尝味者;有些人不能尝出其苦味,称为 PTC 味盲。在我国汉族居民中,味盲约占 1/10。

PTC 尝味能力决定于 T 的存在,现用 T 代表显性基因,用 t 代表隐性基因。显性纯合子 TT能尝出浓度为 1/750 000～1/3 000 000 PTC溶液的苦味。隐性纯合子 tt 则只能尝出浓度>1/24 000 PTC溶液的苦味;有的甚至对 PTC 结晶也不能尝出其苦味。杂合子 Tt 的尝味能力介于 TT 与 tt之间,能尝出 1/50 000 左右浓度的 PTC 溶液的苦味。已知纯合子味盲者 tt 易患结节性甲状腺肿,因此可以把 PTC 的尝味能力作为一种辅助性诊断指标。

当纯合子尝味者 TT 与味盲 tt 婚配时,他们的后代都将是杂合子尝味者 Tt;杂合子 Tt 尝味者与味盲 tt 婚配,则他们的后代将有 1/2 的可能性是杂合子尝味者,1/2 的可能性是味盲;若两个杂合体 Tt 尝味者婚配,他们的后代将有 1/4 是纯合子 TT 尝味者,1/2 杂合子 Tt 尝味者,1/4 是味盲 tt,完全遵循孟德尔的分离律进行传递(图5-3)。

软骨发育不全症是也属于不完全显性遗传病。本病纯合子 AA 患者病情严重,多在胎儿期或新生儿期死亡,而杂合子 Aa 患者在出生时即体态异常,表现出身材矮小、躯干较长、四肢短粗、下肢向内弯曲、头大且前额突出等症状。主要是由于长骨骨骺端软骨细胞形成及骨化障碍,影响了

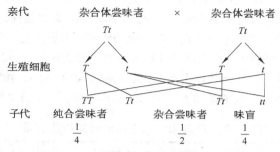

亲代　　　　杂合体尝味者　×　　杂合体尝味者
　　　　　　　　　Tt　　　　　　　　　　Tt

生殖细胞　　T　　　t　　　　T　　　t

子代　　纯合尝味者　　杂合尝味者　　味盲
　　　　　　TT　　Tt　　　　　Tt　　tt
　　　　　　$\frac{1}{4}$　　　　　$\frac{1}{2}$　　　　$\frac{1}{4}$

图 5-3　杂合子尝味者婚配图解

骨的生长所致。此外,β 地中海贫血可作不完全显性遗传实例,致病基因 βO 纯合子,基因型为 $\beta O\beta O$ 者病情严重,杂合子基因型为 $\beta O\beta A$ 者病情较轻,而正常基因 βA 纯合子基因型为 $\beta A\beta A$ 者无症状。从临床症状轻重来看,杂合子 $\beta O\beta A$ 病情是介于 $\beta O\beta O$ 与 $\beta A\beta A$ 之间。

(三) 不规则显性遗传

在一些常染色体显性遗传病中,杂合子由于某种原因不表现出相应的症状,或即使发病,但病情程度有差异使传递方式不规则,称不规则显性或外显不全。

在不规则显性遗传中,带有显性基因的某些个体,本身虽然不表现出显性性状,但他们却可以生出具有该性状的后代。

多指属不规则显性遗传,图 5-4 是一个多指的系谱,先证者 II₂患多指症,其后代三个儿女中两个是多指患者,II₂的基因型一定是杂合子,II₂的父母表现型均正常,那么 II₂的致病基因到底是来自父亲还是母亲? 从系谱特点可知,II₂的致病基因是来自父亲 I₃,这可从 II₂的二伯父 I₂为多指患者而得到旁证。 I₃带有的显性致病基因由于某种原因未能得到表达,故未发病,但有 1/2 的可能性向下一代传递这个致病基因,下一代在适宜的条件下,有可能表现出多指症状。

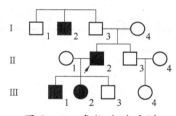

图 5-4　多指症的系谱

显性基因在杂合状态下是否表达相应的性状,常用外显率来衡量。外显率是指在一个群体有致病基因的个体中,表现出相应病理表现型人数的百分率。例如,在 10 名杂合子 Aa 中,只有 8 名形成了与基因 A 相应的性状,就认为基因 A 的外显率为 80%。那些未外显的杂合子 Aa,称为钝挫型。由于钝挫型的存在,使家系中出现隔代遗传。钝挫型的致病基因虽未表达,但仍可传给后代。

外显率和表现度是两个不同的概念,前者是说明基因表达与否,是群体概念;后者说明的是在基因作用下表达的程度不同,是个体概念。

(四) 共显性遗传

一对等位基因彼此间没有显性和隐性的区别,在杂合状态时,两种基因的作用都能表达,分别独立地产生基因产物,形成相应的表现型,这种遗传方式称为共显性遗传,ABO 血型的遗传可作为共显性遗传实例。ABO 血型决定于一组复等位基因。复等位基因是指在一个群体中,一对基因座位上的基因不是两种,而是三种或三种以上,但对每一个个体来说只能具有其中的任何两个基因。ABO 血型的基因已定位于 9q34,在这一基因座位上,有 I^A、I^B 和 i 三种基因组成复等位基因。基因 I^A 对 i 基因为显性,基因 I^B 对 i 基因也是显性,I^A 和 I^B 为共显性。基因型 I^AI^A 和 I^Ai 都决定红细胞膜上抗原 A 的产生,这种个体为 A 型血;基因型 I^BI^B 和 I^Bi 都决定红细胞膜上抗原 B 的产生,这

63

种个体为 B 型血；基因型 ii 则只有 H 物质的产生而不产生抗原 A 和抗原 B,这种个体为 O 型血；基因型 $I^A I^B$ 决定红细胞膜上有抗原 A 和抗原 B,故为 AB 型血,为共显性。

ABO 血型的检测在法医学的亲权鉴定中有一定的作用。根据孟德尔分离定律的原理,已知双亲的血型便可推测子女中可能出现什么血型或不可能出现什么血型,已知母亲和孩子的血型就可判断父亲可能是什么血型或不可能是什么血型,反之亦然(表 5-1)。如父母双方的血型分别是 AB 型和 O 型,他们子女的血型只能是 A 型或 B 型,而不可能是 O 型或 AB 型(图 5-5)。

表 5-1　双亲和子女之间血型遗传的关系

双亲的血型	子女中可能出现的血型	子女中不可能出现的血型
A×A	A, O	B, AB
A×O	A, O	B, AB
A×B	A, B, AB, O	—
A×AB	A, B, AB	O
B×B	B, O	A, AB
B×O	B, O	A, AB
B×AB	A, A, AB	O
AB×O	A, B	AB, O
AB×AB	A, B, AB	O
O×O	O	A, B, AB

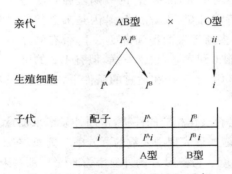

图 5-5　AB 型和 O 型婚配图解

(五) 延迟显性遗传

延迟显性是指某些带有显性致病基因的杂合子,并非出生后即表现出相应的症状,而是发育到一定的年龄时,致病基因的作用才表现出来。遗传性舞蹈病就是一种延迟显性遗传的疾病,致病基因位于 4 号染色体上(4p16)。杂合子 Aa 在青春期无任何临床表现,而多在 40 岁以后才发病,多数以舞蹈动作为首发症状,一般在舞蹈动作发生后潜隐出现智力衰退。

本病的致病基因如果是从父亲,患者的发病年龄低,可在 20 岁前发病且病情严重。如果致病基因是从母亲传来,则患者发病晚,多在 40 岁以后发病且病情较轻。这种由于基因来自父方或母方而产生不同表现型的现象称为遗传印记。这可能是该基因在某一性别中受到修饰(如 DNA 的甲基化)的结果。

图 5-6 是一个慢性进行性舞蹈病的系谱,Ⅱ₁、Ⅲ₃、Ⅲ₃ 已发病,说明他们的基因型均为 Aa,值

得注意的是Ⅲ₁、Ⅲ₂、Ⅲ₄和Ⅲ₅,他(她)有可能为杂合子,但未发病,可能还未到发病年龄。

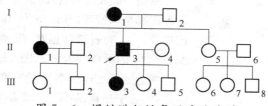

图 5-6 慢性进行性舞蹈病的系谱

家族性多发性结肠息肉也是延迟显性遗传病。该病患者的结肠壁上有许多大小不等的息肉,临床的主要症状为便血并伴黏液。35 岁前后,结肠息肉可恶化成结肠癌。

由以上病例可以看出,某些显性致病基因所决定的相应性状,年龄可作为一种修饰因子,使显性致病基因所控制的性状出现延迟表达。

二、常染色体隐性遗传病

控制一种遗传性状或疾病的隐性基因位于1～22 号常染色体上,这种遗传方式称为常染色体隐性遗传(autosomal recessive inheritance,AR)。由上述致病基因纯合所引起的疾病称为常染色体隐性遗传病。常见的 AR 病有苯丙酮尿症、白化病、先天性聋哑、尿黑酸尿症、高度近视、半乳糖血症和镰状细胞贫血症等。

(一)系谱特征

当个体处于杂合状态时,由于有显性基因 A 的存在,致病基因 a 的作用不能表现,故杂合子不发病。这种表现型正常但带有致病基因的杂合子称为携带者。只有当隐性基因处于纯合状态 aa 时,隐性基因所控制的状态才能表现出来。因此,临床上所见到的常染色体隐性遗传病患者,往往是两个携带者婚配的子女。

白化病是一种常见的常染色体隐性遗传病,由于患者体内编码酪氨酸酶的基因发生突变,酪氨酸酶缺乏而导致黑色素的合成发生障碍,从而引起白化病。患者虹膜淡红色、毛发因缺乏色素呈银白或淡黄色。现以 a 表示该病的致病基因,与其等位的正常基因为 A,当一对夫妇均为携带者时,他们的后代将有 1/4 的可能是白化病患儿,3/4 的可能为正常的个体,在表现型正常的个体中,有 2/3 的可能为白化病基因携带者(图 5-7)。

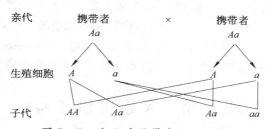

图 5-7 白化病携带者婚配图解

图 5-8 是 1 例苯丙酮尿症(PKU)的系谱,这是一种遗传性代谢病,患者肝脏中缺乏苯丙氨酸羟化酶,使苯丙氨酸不能氧化成酪氨酸,只能变成苯丙酮酸,大量苯丙氨酸及苯丙酮酸累积在血和脑积液中,对婴儿神经系统造成不同程度的伤害,并抑制产生黑色素的酪氨酸酶,致使患儿皮肤毛发色素浅。临床表现为不同程度的智力低下,发育迟缓,皮肤毛发色浅,由于部分苯丙酮酸能随尿

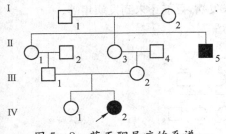

图 5-8　苯丙酮尿症的系谱

排出,因此尿有发霉臭味。

系谱中的先证者Ⅳ₂的父母Ⅲ₁和Ⅲ₂的表现型都正常,但肯定都是携带者,基因型为 Aa,同样Ⅰ₁和Ⅰ₂也应该是携带者。Ⅳ₁的表现型正常,但她的基因型可能是 AA 或 Aa,是 Aa 的可能性为 2/3(图 5-8)。

综合分析上述的各婚配型和系谱归纳总结出 AD 的特点:①由于致病基因位于常染色体上,因而致病基因的遗传与性别无关,男女发病机会均等。②系谱中看不到连续遗传现象,常为散发病例,有时系谱中只有先证者一个患者。③患者的双亲往往表现正常,但他们都是致病基因的携带者。患者的同胞中约有 1/4 的可能将会患病,3/4 为正常,在表现型正常的同胞中有 2/3 的可能性是携带者。一般在小家系中有时看不到准确的发病比例,如果将相同婚配类型的小家系合并起来分析,就会看到近似的发病比例。④近亲婚配后代的发病率比非近亲婚配发病率高。这是由于近亲之间可能从共同的祖先传来某一相同的基因,故他们基因相同的可能性较一般人高。

(二) 近亲婚配的危害

医学遗传学上通常将 3~4 代内有共同祖先的一些个体称为近亲。近亲个体之间的婚配称为近亲婚配。近亲婚配的危害主要是子女中患病风险比非近亲婚配高,这是由于近亲个体可能带有共同祖先传递下来的同一基因,因此婚配后,他们后代基因纯合的比率比随机婚配高。

以亲兄妹而言,设哥哥有一个基因 a,这个基因有 1/2 的可能性是从父亲传来,父亲的这个基因传给他妹妹的可能性也是 1/2。兄妹二人是否从父亲传来基因 a,是两个独立事件,他们都具有基因 a 的可能性为 $1/2×1/2=1/4$。因此,从父亲一方传递来估计,兄妹之间基因相同的可能性为 1/4。同理,从母亲一方传递来估计,兄妹之间基因相同的可能性也是 1/4。一个基因 a 究竟从父亲传来还是从母亲传来? 这是两个互斥事件,因此,总的估计,兄妹之间任何一个基因相同的可能性是 $1/4+1/4=1/2$。父母和子女以及同胞之间,任何一个基因相同的可能性为 1/2,其亲缘系数为 0.5,他们之间称为一级亲属。同理,一个人和他的叔、伯、姑、舅、姨、祖父母和外祖父母之间,基因相同的可能性为 1/4,其亲缘系数为 0.25,称为二级亲属。表兄妹或堂兄妹之间、曾祖父母与孙子之间基因相同的可能性为 1/8,亲缘系数为 0.125,称为三级亲属。

如果某种常染色体隐性遗传病,在群体中携带者的频率为 1/50,当夫妇均为携带者时,每次生育隐性遗传病患儿的可能性为 1/4。随机婚配出生患儿的风险为 $1/50×1/50×1/4 = 1/10\,000$,表亲婚配出生患儿的风险为 $1/50×1/8×1/4 = 1/1\,600$,后者比前者高 6.25 倍。如果群体中携带者的频率为 1/500,后者比前者高 62.5 倍。因此,近亲婚配可增加群体中隐性遗传病的发病率,且常染色体隐性遗传病愈少见,群体发病率愈低,近亲婚配后代发病的危险愈大。

第三节　X连锁遗传病

一些遗传性状的基因位于 X 染色体上,由于 Y 染色体非常短小,缺少与 X 染色体上相对应的基因。所以,这些基因在上下代之间随着 X 染色体而传递,这种遗传方式称为 X 连锁遗传(X-linked inheritance)。目前发现的 X 连锁遗传病约近 600 种,常见的 X 连锁遗传病有红绿色盲、遗传性肾炎(XD型)、抗维生素 D 性佝偻病、血友病 A、假肥大型肌营养不良等。

由于男性和女性的性染色体组成不同,男性的性染色体组成为 XY,女性的性染色体组成为

XX。男性只有一条 X 染色体,Y 染色体的长度较 X 染色体短很多且缺少与 X 染色体配对的同源区段,故细胞中只有成对的等位基因中的一个,故在 X 连锁遗传中,男性又称半合子。在性染色体由亲代向子代传递时,由于父亲只能把其 X 染色体传递给女儿,Y 染色体传递给儿子,而母亲的 X 染色体既能传递给女儿,又能传递给儿子,故男性的 X 连锁基因只能从其母亲传过来,将来只能传递给自己的女儿,不能传递给自己的儿子,不存在致病基因由男性向男性的传递,这种现象称为交叉传递。

一、X 连锁显性遗传

控制性状或疾病的基因位于 X 染色体上,伴随 X 染色体传递而遗传,其致病基因为显性的遗传方式称为 X 连锁显性遗传(X-linked dominant inheritance，XD)。由 X 染色体上显性致病基因引起的疾病称为 X 连锁显性遗传病。

女性有两条 X 染色体,其中任何一条带有致病基因都会患病,如果是纯合子患者则病情更为严重。男性只有一条 X 染色体,如果带有致病基因也会患病,且病情严重。总的看来,这类病的女性发病率约高于男性 1 倍。

抗维生素 D 性佝偻病是一种 X 连锁显性遗传病。患者由于肾小管对磷的重吸收有障碍。所以,血磷水平低,肠对磷、钙的吸收不良,形成佝偻病。这种佝偻病不仅出现在婴儿期,在整个儿童期都存在,甚至在青春期仍在进展。患者可有 O 形腿、骨骼发育畸形、多发性骨折、行走困难和生长缓慢等症状。女性杂合子患者病情较轻,有时只有血磷低而无明显佝偻病骨骼变化。

如果用 X^A 表示抗维生素 D 性佝偻病基因,X^a 表示相应的正常等位基因。男性患者与正常女性婚配后,子女中女儿都将患病,儿子均正常(图 5-9)。女性患者与正常男性婚配后,子女中各有 1/2 的患病风险(图 5-10)。

图 5-11 是一个抗维生素 D 性佝偻病的系谱,先证者 III₄、其妹 III₇ 和其母亲 II₄ 也是患者,他们

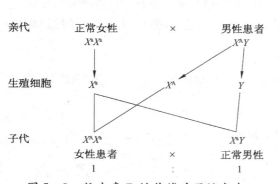

图 5-9 抗生素 D 性佝偻病男性患者
与正常女性婚配图解

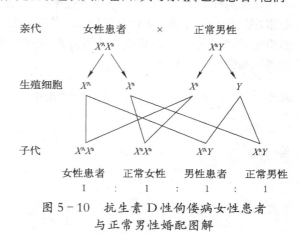

图 5-10 抗生素 D 性佝偻病女性患者
与正常男性婚配图解

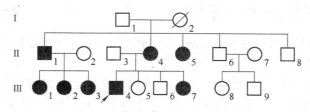

图 5-11 抗维生素 D 性佝偻病的系谱

的同胞中,男女各有 1/2 患病。Ⅱ₁是一名男性患者,其 3 名女儿Ⅲ₁、Ⅲ₂、Ⅲ₃都受本病所累。Ⅱ₁、Ⅱ₄、Ⅱ₅的致病基因一定是从他们的母亲Ⅰ₂传来,不过她已亡故多年而无从确认。因此,这一系谱完全符合 X 连锁显性遗传的特征。

X 连锁显性遗传病系谱的特点如下:①系谱中女性患者多于男性患者,女性患者的病情可较轻,这是因为女患者大多是杂合子。②患者的双亲中,有一方也是该病患者。③男性患者的后代中,女儿都将患病,儿子都正常。女性患者的后代中,子女各有 1/2 患病风险。④系谱中可看到连续几代都有患者,呈连续传递。

二、X 连锁隐性遗传

控制性状或疾病的基因位于 X 染色体上,伴随 X 染色体传递而遗传,其致病基因为隐性的遗传方式称为 X 连锁隐性遗传(X-linked recessive inheritance,XR)。由于 X 染色体上隐性致病基因引起的疾病称为 X 连锁隐性遗传病。

红绿色盲是一种 X 连锁隐性遗传病,决定于 X 染色体上(Xq28)紧密连锁的两个基因座位,即红色盲基因和绿色盲基因,它们连锁在一起传递,一般将它们综合一起总称为红绿色盲基因。

用 X^b 代表红绿色盲基因,X^B 代表相应的正常等位基因。女性有两条 X 染色体,杂合时($X^B X^b$)为携带者,只有纯合时($X^b X^b$)才患红绿色盲。男性则只有一条 X 染色体,他只能有一个相应的基因,因此,男性只要 X 染色体上有致病基因($X^b Y$),即将患红绿色盲。所以,男性的患病率即为致病基因的频率。相反,女性的患病率为致病基因频率的平方,即男性患病率的平方。例如,在中国人群中,男性红绿色盲患病率约为 7%,故致病基因频率为 0.07。依此计算女性色盲的发病率为 $(0.07)^2 = 0.004\,9$,约 0.5%,这与实际观察到的数值相近。

如果男性红绿色盲患者与正常女性婚配后,所生子女中,女儿都将是携带者,儿子的色觉都将正常(图 5-12)。这里,男性患者的致病基因只传给女儿,不传给儿子。色盲女性携带者与正常男性婚配后,女儿中 1/2 正常,1/2 为携带者,儿子中将有 1/2 患红绿色盲(图 5-13)。儿子的致病基因是从携带者的母亲传来。

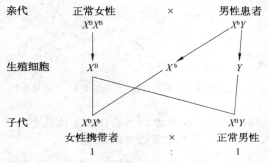

图 5-12 男性红绿色盲与正常女性婚配图解

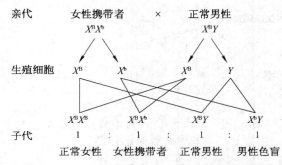

图 5-13 女性携带者与正常男性婚配图解

女性携带者如果与男性红绿色盲者婚后,子女中女儿 1/2 为红绿色盲,1/2 为携带者;儿子中将有 1/2 患红绿色盲(图 5-14)。

图 5-15 是一个血友病 A 的系谱。本病患者血浆中缺少凝血因子Ⅷ或抗血友病球蛋白(AHG),故发生凝血障碍,皮下、肌肉内反复出血而形成淤斑,下肢各关节腔内出血可使关节呈僵直状态,颅内出血可导致死亡。

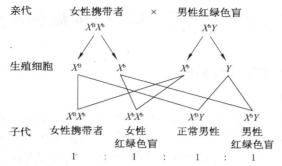

图 5-14　女性携带者与男性红绿色盲婚配图解

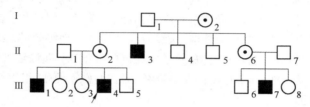

图 5-15　血友病 A 的系谱

　　系谱中先证者Ⅲ₄和他的哥哥Ⅲ₁的致病基因都是从携带者的母亲（携带者，$B^b X^b$）传来，他们的舅父Ⅱ₃、姨表兄弟Ⅲ₇都是血友病 A 患者，他们的致病基因分别从Ⅰ₂和Ⅱ₆传来。在这个系谱中，患者都是男性，患者父母都无病，但其致病基因都是从母亲传来。本系谱中，Ⅲ₂、Ⅲ₃、Ⅲ₈各有1/2 的概率为携带者，她们将来婚后可能生出男性血友病 A 患者。

　　X 连锁隐性遗传病系谱的特点如下：①人群中男性患者远多于女性患者，在一些致病基因频率低的疾病中，往往只有男性患者。②双亲无病时，儿子可能发病，女儿则不会发病，这表明患儿的致病基因是从携带者的母亲传来（交叉遗传）。③由于交叉遗传，患者的兄弟、舅父、姨表兄弟和外甥各有 1/2 的发病风险。④如果女性是患者，其父亲一定是患者，母亲一定是携带者或患者。

第四节　Y 连锁遗传病

　　如果决定某种性状或疾病的基因位于 Y 染色体上，伴随 Y 染色体的传递而遗传，其遗传方式称为 Y 连锁遗传（Y-linked inheritance）。Y 连锁基因将随 Y 染色体进行传递，因为女性没有 Y 染色体，既不传递有关基因，也不出现相应的遗传性状或遗传病。所以，在 Y 连锁遗传中，有关基因由男性向男性传递，父传子，子传孙，又称全男性遗传。

　　目前已知的 Y 伴性遗传的性状或疾病较少，肯定的有 H-Y 抗原基因、外耳道多毛基因和睾丸决定因子等。

　　图 5-16 为一个外耳道多毛症的系谱，系谱中祖孙三代患者全为男性，Y 染色体上具有外耳道多毛基因的男性，到了青春期，外耳道中可长出 2~3 cm 的丛状黑色硬毛，常可伸出耳孔之外。系谱中女性均无此症。

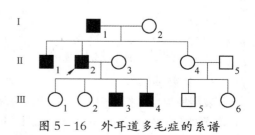

图 5-16　外耳道多毛症的系谱

69

第五节 分析影响单基因遗传病的若干问题

一、基因的多效性和遗传异质性

（一）基因的多效性

基因的多效性（pleiotropy）是指一个基因可以决定或影响多个性状。在个体发育过程中，生理生化过程都是相互联系、相互依赖的。基因→酶合成→一系列生化反应→新陈代谢→决定性状。每一个基因直接控制一步生化反应，间接影响其他生化过程的正常进行，从而引起其他性状的相应改变。如半乳糖血症是一种糖代谢异常症，患者既有智能发育不全等神经系统异常，还有黄疸、腹水、肝硬化等消化系统症状，甚至还可出现白内障。造成这种多效性的原因，是基因产物在机体内复杂代谢的结果。表现为初级效应和次级效应，初级效应是指基因产物（蛋白质或酶）直接或间接控制和影响了不同组织和器官的代谢功能，次级效应即在基因初级效应的基础上引起一系列连锁反应。例如，镰形红细胞贫血症，由于存在异常血红蛋白（HbS）引起红细胞镰变，导致贫血（初级效应），进而使血液黏滞度增加、局部血流停滞、各组织器官的血管梗死、组织坏死等（次级效应），这是基因多效性的另一原因。

（二）遗传异质性

在遗传学中，基因型决定表现型。但表现型相同的个体，可能具有不同的基因型。即一种性状可以由多个不同的基因型控制，这种现象称为遗传异质性。由于遗传基础不同，它们的遗传方式、发病年龄、病情严重程度和复发风险等都可能不同。例如，先天性聋哑有常染色体隐性遗传、常染色体显性遗传和 X 连锁隐性遗传 3 种遗传方式。属常染色体隐性遗传的又有 I 型、II 型，I 型估计有 35 个基因座位，II 型有 6 个基因座位。属常染色体显性遗传的有 6 个基因座位，属于 X 连锁隐性遗传的有 4 个基因座位。因此，常可见 2 个先天性聋哑患者婚配后生出并不聋哑的孩子，就是由于父母的聋哑基因不在同一基因座位所致。由此可见，先天性聋哑具有高度的遗传异质性。如 $aaBB$（聋哑）×$Aabb$（聋哑）→$AaBb$（正常）。

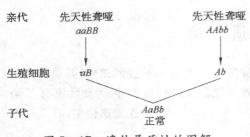

亲代　　先天性聋哑　　　　先天性聋哑
　　　　　$aaBB$　　　　　　　$AABb$

生殖细胞　　aB　　　　　　　　Ab

子代　　　　　　　$AaBb$
　　　　　　　　　正常

图 5 - 17　遗传异质性的图解

图 5 - 17 表示父亲由致病基因（aa）致先天性聋哑，母亲是由另一对致病基因（bb）致先天性聋哑，由于两个人的聋哑基因不在同一座位上，故他们婚配后子代中并不出现聋哑的孩子。

相当多的遗传都具有遗传异质性，并指除 I 型外，还有 II 型至 V 型，它们都是不同的基因突变所致。白化病除 I 型外，还有酪氨酸酶阳性的 II 型，都属 AR。血友病除血友病 A 外，还有血友病 B，它们都属 XR。

二、表型模拟和反应规范

（一）表型模拟

表型模拟也称拟表现型，是指由于环境因素的作用使个体的表现型与某一特定基因型所产生的表现型十分相似，这种现象称为表型模拟。例如，常染色体隐性遗传的聋哑，与由于使用药物如链霉素引起的聋哑都具有相同的表现型，但由药物引起的聋哑即为表型模拟。显然表型模拟是由于环境因素影响的结果,并非生殖细胞中基因本身的改变所致。因此,表型模拟并不遗传给后代。

(二)反应规范

反应规范是指某一基因型在不同的环境条件下所能发生反应的范围,有的基因所决定的反应规范比较宽,即在不同的条件下,可以形成不同的表现型。例如,人的黑色素基因 A 就是如此,具有黑色素基因 A 的人,由于受阳光照射时间不同,黑色素形成的数量也不同,如果受阳光照射时间长则皮肤较黑;如果缺少阳光,尽管有黑色素基因 A,也不能形成大量的黑色素,从而肤色较浅。这样使含有黑色素基因 A 的人,肤色也就有了明显的差异,这里外界环境因素对基因的表达起到了修饰作用,才形成了不同的表现型。另一些基因型所决定的反应规范比较狭窄,即在不同的环境条件下表现型没有明显差异,表现型的形成不受环境条件的影响或影响很小。例如,白化病患者 aa,由于没有黑色素基因 A,他们不论是否接受阳光照射,都不形成黑色素,而表现为白化症状。

三、限性遗传和从性遗传

(一)限性遗传

某种性状或疾病的基因位于常染色体上或性染色体上,其性质可以是显性或隐性,但由于性别限制,只在一种性别中表现,而在另一性别中则完全不能表现,但这些基因均可传给下一代,这种遗传方式称为限性遗传。例如,子宫阴道积水由常染色体隐性基因决定。隐性纯合子中,女性可表现出相应的症状,男性虽有这种基因,却不表现该性状,但这些基因可传给后代。限性遗传可能主要是由于解剖学结构上的性别差异造成,也可能受性激素分泌的性别差异限制。

(二)从性遗传

从性遗传和性连锁遗传的表现都与性别有密切的关系,但它们是两种截然不同的遗传现象。性连锁遗传的基因位于性染色体上,而从性遗传的致病基因位于常染色体上,可为显性或隐性基因。这种常染色体上的基因所控制的性状,在表现型上受性别影响而显出男女分布比例或表现程度差异的现象,称为从性遗传。

原发性血色病可作为从性遗传的实例,它是一种遗传性铁代谢障碍的疾病,特征为含铁血黄素在组织中大量沉积,造成多种器官损害,典型症状是皮肤色素沉着、肝硬化、糖尿病三联综合征。由于此病是在铁质蓄积达到 $10\sim35$ g 时才产生症状,故症状发生较迟,80% 病例在 40 岁以后发病。本病为 AR,但男性患者比女性患者多 $10\sim20$ 倍,这是因为女性通过月经、妊娠、哺乳,一生中可丧失铁 $10\sim35$ g,故难以表现铁质沉着症状。

遗传性早秃为常染色体显性遗传病,男性明显多于女性。杂合子 Aa 的男性会出现早秃,表现为头前部至头顶头发慢性脱落,仅枕部及两侧颞部保留头发。而女性杂合子 Aa 不出现早秃,只有纯合子 AA 时,才出现早秃。

四、遗传印记

遗传印记(genetic imprinting)是指来自父方或母方的同源染色体(或等位基因)有功能上的差异,因此所形成的表型也有不同,也称基因组印记(genomic imprinting)、亲代印记(parental imprinting)。1980 年,Cattanach 等发现含两条母源 11 号染色体小鼠在胚胎期要比正常小鼠小,而含两条父源 11 号染色体小鼠在胚胎期比正常小鼠大,但是这两种小鼠胚胎均死于发育阶段。这一现象说明,父系基因组与母系基因组分别含有胚胎发育所需要的不同信息,小鼠的胚胎发育需要分别来自雄性和雌性双亲的一整套染色体。

在人类,由于印记效应,一些单基因遗传病的表现度和外显率也受到突变基因亲代来源的影响。例如，Huntington 舞蹈病的基因如果经母亲传递，则其子女的发病年龄与母亲的发病年龄一样；如果经父亲传递，则其子女的发病年龄比父亲的发病年龄有所提前，在一些家系中，子女的发病年龄可能提前到 20 岁左右。但是这种发病年龄提前的父源效应经过一代传递即消失，早发型男性的后代仍然为早发型，而早发型女性的后代的发病年龄并不提前。其他疾病如脊髓小脑性共济失调、强直性肌萎缩和多发性神经纤维瘤等也存在有相似的印记效应。

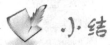

小结

通过本章学习，我们知道了单基因遗传病是指受一对等位基因控制的遗传病，根据控制该遗传病的基因所在染色体不同及其基因性质不同，共分 5 类：常染色体显性遗传、常染色体隐性遗传、X 连锁显性遗传、X 连锁隐性遗传、Y 连锁隐性遗传。有关医学研究证明，人类单基因病有 6 600 多种，且每年在以 10～50 种的速度递增，其遗传方式及再发风险符合孟德尔规律。由于受内外环境因素的复杂影响，常染色体显性遗传性状的杂合子实际上却有多种不同的复杂表现，因此，常染色体显性遗传根据杂合子表现的不同又可分为完全显性、不完全显性、共显性、不规则显性、延迟显性等 5 个亚型。

常染色体显性遗传系谱特点是：遗传与性别无关，男女发病机会均等；患者双亲往往有一方为患者；若双亲无病，子女一般不发病；患者常为杂合型，若与正常人婚配，其子女患病概率为 50%；常见连续几代的遗传。常染色体隐性遗传病的谱系特点：男女发病机会均等，发病与性别无关；双亲为无病携带者，子女发病概率为 25%；常是越代遗传；近亲婚配时，子女中隐性

遗传病患病率大为增高。性连锁遗传病分为 X 连锁的显性遗传、X 连锁的隐性遗传和 Y 连锁的遗传。由 X 染色体上显性致病基因引起的疾病称为 X 连锁显性遗传病。主要特征是：系谱中女性患者多于男性患者；患者的双亲中，有一方也是该病患者；男性患者的后代中，女儿都将患病，儿子都正常；女性患者的后代中，子女各有 1/2 患病风险；系谱中可看到连续几代都有患者，呈连续传递，代表病例是抗维生素 D 性佝偻病。X 染色体上隐性致病基因引起的疾病称为 X 连锁隐性遗传病，这种疾病特点是：人群中男性患者远多于女性患者，在一些致病基因频率低的疾病中，往往只有男性患者；双亲无病时，儿子可能发病，女儿则不会发病；由于交叉遗传，患者的兄弟、舅父、姨表兄弟和外甥各有 1/2 的发病风险；如果女性是患者，其父亲一定是患者，母亲一定是携带者或患者，代表病例有红绿色盲、血友病 A。决定某种性状或疾病的基因位于 Y 染色体上，其遗传方式称为 Y 连锁遗传。Y 连锁基因将随 Y 染色体进行全男性传递，代表病例有外耳道多毛症。

思考题

一、填空题

1. 由单基因突变所致的疾病称为（　　　　）。
2. 由于男女性染色体组成上的差异，决定了位于 X 和 Y 染色体上的基因在遗传方式各不相同，所以性连锁遗传又分为（　　　）和（　　　）。
3. 在系谱中，（　　　）是指家族中第一个被确诊的某种遗传病患者。
4. 控制一种遗传性状的基因性质显性的，且位于常染色体上，这种遗传方式称为（　　　）遗传。
5. 在常染色体显性遗传病中，杂合子的表现型介于显性纯合子与隐性纯合子的表现型之间，称

为（　　　　）。

6. 一对等位基因,没有显性与隐性的区别,在杂合状态下,两种基因的作用同时完全表现出来,称为（　　　　）。

二、选择题

1. 患者的双亲中均有一方为患者,且男女患病机会均等,那么这种遗传方式应属于下列哪一种（　　　）
　A. 常染色体显性遗传
　B. 常染色体隐性遗传
　C. X 连锁显性遗传
　D. X 连锁隐性遗传

2. 母亲为多发性结肠息肉,父亲正常,则子女每胎得病的危险率是（　　　）
　A. 100%　　　　　　B. 75%
　C. 50%　　　　　　D. 25%

3. 一个 O 型血的母亲生出了一个 A 型血的孩子,父亲的血型是（　　　）
　A. A 型　　　　　　B. O 型
　C. B 型　　　　　　D. A 或 AB 型

4. 父、母血型分别是 A 型和 B 型,生育了一个 O 型的女儿,再生育时,子女的血型可能是（　　　）
　A. A 型　　　　　　B. AB 型
　C. A、O 型　　　　　D. A、AB、B、O 型

5. 不能生 O 型血孩子的父母血型应该是（　　　）
　A. A 型和 O 型　　　B. B 型和 O 型
　C. AB 型和 O 型　　　D. A 型 B 型

6. 一个白化病患者的父母都正常,其父母基因型为（　　　）
　A. aaXaa　　　　　　B. AaXAa
　C. AaXAA　　　　　D. aaXAa

7. 先天性聋哑为 AR。母亲为先天性聋哑,父亲正常,婚后生下一个正常女孩和一个先天性聋哑男孩,则女孩和男孩的基因型分别是（　　　）
　A. aa 和 AA　　　　　B. AA 和 Aa
　C. Aa 和 aa　　　　　D. aa 和 Aa

8. 儿子为红绿色盲,他的色盲致病基因来自（　　　）
　A. 父亲的 X 染色体　B. 父亲的常染色体
　C. 母亲的常染色体　D. 母亲的 X 染色体

9. 在一家系中,女性患者多于男性患者,且患者代代出现,患者的双亲中至少有一方也是患者,这种遗传病属（　　　）
　A. AD　　　　　　B. AR
　C. XD　　　　　　D. XR

10. 父亲为抗维生素 D 佝偻病患者,母亲正常,其子

女每胎发病的危险率一般为（　　　）
　A. 儿子和女儿都不发病
　B. 儿子 100% 为患者,女儿 100% 为正常人
　C. 儿子中 50% 可能为患者,女儿 50% 可能为患者
　D. 儿子 100% 为正常人,女儿 100% 为患者

11. 在一家系中,患者几乎全是男性,男性患者的双亲表型都正常,并呈现有隔代遗传现象,这种遗传病属（　　　）
　A. AD　　　　　　B. AR
　C. XD　　　　　　D. XR

12. 父亲为红绿色盲,母亲视觉正常(非携带者),子女每胎患色盲的危险率为（　　　）
　A. 儿子都为患者
　B. 女儿都为患者
　C. 女儿中 50% 为患者,儿子 100% 正常
　D. 儿子 100% 为正常,女儿 100% 为携带者

三、名词解释

1. 遗传病
2. 先天性疾病
3. 单基因遗传病
4. 多基因遗传病
5. 常染色体隐性遗传
6. 系谱
7. 携带者
8. 交叉遗传

四、问答题

1. 常染色体显性遗传系谱有什么特点?

五、分析题

1. 父亲是红绿色盲,母亲外表正常,婚后生有一个色盲女儿,问若生一个儿子,其发病情况如何?

2. 某一医院妇产科同日生下四个孩子。其血型分别是 A 型,B 型,AB 型,和 O 型。现有四对夫妻,他们的血型搭配分别是:A 型和 O 型;A 型和 B 型;AB 型和 O 型;O 型和 O 型。请你用基因图解的方式帮他们找出孩子。

3. 已知某 AR 的人群携带率是 1/50,试问:(1)那么一对随机婚配的夫妇生育此患儿的风险有多大?(2)一对表兄妹近亲婚配生育此患儿的风险有多大?

4. 白化病是常染色体隐性病,一对夫妻表型正常,生第一个孩子患白化病,第二个孩子表型正常,试问:(1)第二个孩子是携带者的可能性多大?(2)如果他们生第三个孩子,这个孩子患白化病的可能性多大?

5. 分析系谱,并回答问题(10 分)

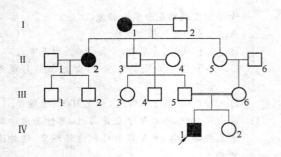

（1）此系谱的先证者是谁？

（2）此系谱的遗传方式是什么？

（3）你判断的依据是什么？

（4）Ⅱ3和Ⅱ5个体的基因型是什么？

（5）Ⅲ5和Ⅱ2是属于几级亲属，他们的亲缘系
　　数是多少？

第六章

多基因遗传病

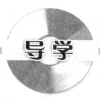

了解 多基因遗传有关概念;多基因遗传 的特点。

熟悉 多基因病的特点。
应用 多基因病发病风险的估计。

人类的一些性状如鼻尖的直与勾、睫毛的长与短、耳垂的有或无等按照单基因遗传方式遗传、受一对基因控制,可以较容易地用孟德尔定律分析,但人类的大多数性状如身高、体重、肤色、智力、血压、头发的疏密等却例外,这些性状的遗传基础被证明是多对不同位点的等位基因,且每一对基因对表现型仅产生有限的影响效果,同时这些性状的产生和发展也离不开环境因素的作用。我们把这些既受多对基因控制,又受环境因素影响的性状遗传称为多基因遗传。以多基因遗传方式遗传的疾病称为多基因遗传病即多基因病。

第一节 多基因遗传

多基因遗传的性状称为数量性状,它不同于单基因遗传的质量性状。数量性状的遗传现象不能用孟德尔定律解释,多基因假说的基本理论可以对此作出说明。

一、质量性状与数量性状

质量性状和数量性状是对应于单基因遗传和多基因遗传的两个基本概念,它们在遗传基础、变异在群体中的分布、个体间差异类型等方面都是不同的(表6-1)。

表6-1 数量性状与质量性状的比较

比较项目	数量性状	质量性状
遗传基础	多对基因	一对基因
变异分布	连续分布	不连续分布
描述方法	数字	文字
环境影响	敏感	不敏感
研究对象	群体	家系

（一）质量性状

质量性状是指受一对基因控制，变异在群体中不连续分布，不同个体存在质的差别的性状，是单基因遗传性状。豌豆种子的形状、果蝇的翅膀、多指症、先天性聋哑、白化病、红绿色盲等都属于质量性状。相对性状间的差异非常明显，如白化症状与正常性状，多指与正常指，其区别可以用文字来描述，但不能用数量表示，这决定了质量性状的变异在群体中的分布是不连续的。这种不连续的分布可以明显地把一个群体分为2～3个小群（图6-1），这2～3个群之间的性状差异很显著，是本质的区别，中间也没有过渡类型，故称为质量性状。

例如，垂体性侏儒症患者的身高平均约为130 cm，正常人的身高平均约为165 cm，这分别决定于基因型 aa 与 AA 或 Aa，整个人群被这一性状分为两个群（图6-1中的Ⅰ）。又如苯丙氨酸羟化酶（PAH）的活性是一个质量性状，由一对基因 P（正常基因）和 p（致病基因）控制，正常人 PP 的 PAH 活性为100%，携带者 Pp 的 PAH 活性为45%～50%，苯丙酮尿症患者（PKU）pp 的 PAH 活性为0～5%，整个人群被这一性状分为3个群（图6-1Ⅱ），这3个人群的 PAH 活性完全不同，是质的差别。

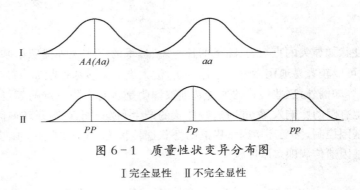

图 6-1 质量性状变异分布图

Ⅰ 完全显性 Ⅱ 不完全显性

（二）数量性状

数量性状是指既受多对基因控制，也受环境因素影响，变异在群体中连续分布，不同个体只是数量的差别的性状，是多基因遗传性状。棉花纤维的长度、细度，人类的体重、肤色、头发颜色等都是数量性状。数量性状的遗传基础比较复杂，是多对不同位点的等位基因，即一种性状对应多对非等位基因，这多对基因可能在一条染色体上也可能在不同的染色体上，决定数量性状的基因座称为数量性状基因座（QTL）。数量性状是描述多基因遗传表型特征的基本概念，它的一个显著特征是性状的变异在群体中呈连续分布，不同个体间没有质的差异，而是逐渐过渡的量的不同，绘成曲线则显示正态分布，即曲线只有一个峰，代表群体的平均值。下面以3种不同基因模式决定正常人的身高为例，说明数量性状的这一特点。假设身高由一对等位基因 A 和 a 分别控制高和矮，那么人群将有3种基因型 AA、Aa、aa，最多出现3种不同的身高，这显示的是质量性状的特点（图6-2A）。假设身高是由两对等位基因 A 和 a、B 和 b 决定，A 和 B 让身高在平均值的基础上增高，a 和 b 让身高在平均值的基础上降低，则在群体中将存在9种不同的基因型：aabb、aaBb、aaBB、Aabb、AaBb、AaBB、AAbb、AABb 和 AABB，人群将依据个体得到的增高或降低基因的数量不同，会出现5种不同的身高（图6-2B）。由此类推，当身高是由多对基因作用时，群体的身高将在一个连续的分布内变化，在一定的范围内所有的高度值都是可能的，且极端个体（极高或极矮）少，中间状态（中等高度）占绝大多数，也就是呈现出正态分布的"钟形"（图6-2C），而人群的身高分布恰是这样，可见身高是个数量性状，其呈现连续变异的根本原因是它的多基因遗传基础。一般来说，与

76

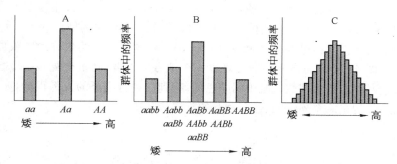

图 6-2　不同基因模式决定的人群身高变异分布图

A. 一对基因作用时,人群中身高的分布图　B. 两对基因作用时,人群中身高的分布图　C. 多对基因作用时,人群中身高的分布图

性状有关的遗传基因座的数目愈大,该基因座的多态性(复等位基因数目)愈明显,则性状分布愈有可能是一条平滑的正态曲线。环境因素的作用会进一步修饰这条曲线,这是数量性状区别于质量性状的另一显著特征,如身高,除了遗传的作用之外,充足的睡眠、丰富的营养和适当的运动是后天长高的重要条件。

二、多基因假说

瑞典的遗传学家 Nilsson-Ehle 对小麦种皮颜色这一性状进行了长达 9 年的研究后,提出多基因假说,以此来说明数量性状的遗传。其假说的主要论点是:①多基因遗传的性状是数量性状,数量性状的遗传基础不是一对基因,而是两对或两对以上基因。②每对基因仍按孟德尔方式遗传,但等位基因间无显隐性的区别,对多基因性状的表达呈共显性效应。③每对基因对遗传性状形成的作用都很微小,称为微效基因。④微效基因的作用可以累加,因而会形成一个明显的表型效应,称为加性效应,这些基因也因此称为加性基因。⑤数量性状的遗传除受微效基因的作用外,还受环境因素的影响,两者共同作用决定一种性状的形成。

按照多基因假说,数量性状的形成只是微效基因的作用,但近年来的研究尤其是医学分子遗传学的研究表明,数量性状的遗传基础上,除微效基因外,也有一些多基因背景上起作用的主基因参与,这些主基因在数量性状的形成过程起主要作用。

三、多基因遗传的特点

多基因遗传具有三大特点:①两个极端变异(纯种)的个体杂交后,子 1 代都是中间类型,但也存在一定范围的变异。②两个中间类型的子 1 代个体杂交后,子 2 代大部分也是中间类型。③在一个随机交配的群体中,变异范围广泛,大多数个体接近于中间类型,极端变异的个体很少。以上都是遗传基础和环境因素共同作用的结果。

以人类的肤色遗传为例,估计由 3~5 对基因决定。为叙述方便,我们假设由 AA'、BB'、CC' 3 对基因(非连锁)来决定。A、B、C 表示黑色基因,A'、B'、C' 表示白色基因,AA'、BB'、CC' 各等位基因间关系均为共显性。那么 $AABBCC$ 的个体是人群中纯黑肤色的人,$A'A'B'B'C'C'$ 就是人群中纯白肤色的人。如果纯黑肤色与纯白肤色的人进行婚配,子 1 代个体的基因型全部是 $AA'BB'CC'$,表型肤色全是中间肤色,然而由于环境因素影响,子 1 代中不同个体的肤色会有一些量的差异,即有一些肤色偏黑,有一些肤色偏白。子 1 代中 $AA'BB'CC'$ 的杂合个体间进行婚配,根据基因的分离与自由组合定律,将有 8 种精子或卵子类型,64 种基因型,子 2 代中表型变异范围将增大,出现 7 种不同肤色等级:纯白、很白、稍白、中间、稍黑、很黑、纯黑,比例是 1：6：15：20：15：6：1,中间色的比例最大,纯白和纯黑的个体最少(图 6-3)。将这一变异绘成柱形图或曲线图,则可看到近于正态分布(图 6-4)。而当我们随便观察一个地方的人群(随机交配),一个社区、一个城市甚至一个国家就会发现,绝大多数人是中间肤色的,特别白和特别黑的人都很少,如果按肤色的深浅排列人群,就会发现是一个连续的、逐渐过渡的阶梯状分布。

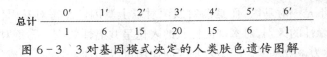

亲代   AABBCC 纯黑肤色 × A'A'B'B'C'C' 纯白肤色

子1代   中间肤色 AA'BB'CC'

	ABC	A'BC	AB'C	ABC'	A'B'C	AB'C'	A'BC'	A'B'C'
ABC	AABBCC	AA'BBCC	AABB'CC	AABBCC'	AA'BB'CC	AABB'CC'	AA'BBCC'	AA'BB'CC'
A'BC	AA'BBCC	A'A'BBCC	AA'BB'CC	AA'BBCC'	A'A'BB'CC	AA'BB'CC'	A'A'BBCC'	A'A'BB'CC'
AB'C	AABB'CC	AA'BB'CC	AAB'B'CC	AABB'CC'	AA'B'B'CC	AAB'B'CC'	AA'BB'CC'	AA'B'B'CC'
ABC'	AABBCC'	AA'BBCC'	AABB'CC'	AABBC'C'	AA'BB'CC'	AABB'C'C'	AA'BBC'C'	AA'BB'C'C'
A'B'C	AA'BB'CC	A'A'BB'CC	AA'B'B'CC	AA'BB'CC'	A'A'B'B'CC	AA'B'B'CC'	A'A'BB'CC'	A'A'B'B'CC'
AB'C'	AABB'CC''	AA'BB'CC'	AAB'B'CC'	AABB'C'C'	AA'B'B'CC'	AAB'B'C'C'	AA'BB'C'C'	AA'B'B'C'C'
A'BC'	AA'BBCC'	A'A'BBCC'	AA'BB'CC'	AA'BBC'C'	A'A'BB'CC'	AA'BB'C'C'	A'A'BBC'C'	A'A'BB'C'C'
A'B'C'	AA'BB'CC'	A'A'BB'CC'	AA'B'B'CC'	AA'BB'C'C'	A'A'B'B'CC'	AA'B'B'C'C'	A'A'BB'C'C'	A'A'B'B'C'C'

子2代

总计

0'	1'	2'	3'	4'	5'	6'
1	6	15	20	15	6	1

图 6-3   3 对基因模式决定的人类肤色遗传图解

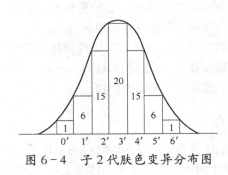

图 6-4   子 2 代肤色变异分布图

众所周知,人的肤色除受遗传因素影响外,还受到各种环境因素的影响,如紫外线强度、户外活动时间、防晒措施等。因此,环境因素对数量性状有重要作用,它们对某种性状的产生起着增强或抑制作用,在多基因遗传的三个特点里都涉及环境因素的作用。

第二节 多基因遗传病概述

多基因遗传病是遗传信息通过两对以上致病基因的累积效应所致的遗传病,其遗传效应还会受环境因素的影响。这种病有家庭聚集现象,同时又有性别差异和种族差异,常见的多基因遗传病种有高血压、糖尿病、冠状动脉病、精神分裂症、哮喘以及某些先天畸形如唇裂、腭裂、脊柱裂等均属于多基因病。多基因病的发病较为复杂,涉及遗传基础和环境因素的双重作用,是一类多因素决定的复杂性状遗传病。其遗传基础非常复杂,是多对不同位点的等位基因,且每对基因的作用方向和大小都不同;性状遗传不遵循孟德尔遗传规律,估计有基因的外显不全或遗传异质性;疾病的发生也涉及复杂的环境因素如自然条件、生活习惯等;在多基因病的发展过程中,发育与免疫机制也可能起着某种重要作用。所以,在分析和研究多基因病的病因、发病机制、再发风险估计时,不仅要分析遗传因素也不能忽视环境因素影响。

一、基本概念

多基因遗传病的遗传因素和环境因素的性质相当复杂。其中某些疾病仅是由少数几个基因座位与环境因素相互作用所致,而有些疾病则是多个基因座位的微小效应叠加在一起与环境因素作用引起。学习多基因遗传病的相关知识,必须掌握以下几个基本概念。

1. 易感性　在多基因遗传病中,若干微效致病基因的累加作用,使带有致病基因的个体有患病的遗传基础,这种由多基因遗传基础决定的患某种多基因遗传病的风险称为易感性,易感性仅指个体的遗传基础。这里需要注意两点:①对于多基因遗传病来说,遗传决定的不是疾病本身,而是这种疾病的遗传易感性,也就是说由若干个微效、累加的致病基因使个体具备了患病的遗传基础。有遗传易感性的个体能否发病,还取决于各种遗传因素和环境因素的相互作用,包括运动、饮食、情绪、毒素等。②不同的遗传背景可引起相同疾病的易感性,故常见的多基因病都具有遗传异质性。例如,同为冠心病患者,不同个体就可能存在完全不同的遗传背景,因为冠心病的危险因子包括高血压、糖尿病、高脂血症等,每个危险因子都有一套自己的遗传和环境诱因,不同的患者可能在不同的环节被诱发疾病。糖尿病具有明显遗传易感性(尤其是临床上最常见的 2 型糖尿病)。家系研究发现,有糖尿病阳性家族史的人群,其糖尿病患病率显著高于家族史阴性人群。而父母都有糖尿病者,其子女患糖尿病的机会是普通人的 15～20 倍。

2. 易患性　由遗传基础和环境因素的共同作用,决定了一个个体是否易于患病,称为易患性。即指在遗传基础和环境因素共同作用下,个体患病的风险。个体的易患性高,患病的可能性就大;易患性低,患病的可能性就小。一个群体的易患性变异像数量性状那样,呈正态分布,即群体中大部分个体的易患性接近平均值,易患性特别高或特别低的个体数量都很少。个体的易患性高低,目前无法准确测量,一般只能根据婚后所生子女的发病情况作出粗略估计。

3. 发病阈值　阈值是指使个体患病的易患性的最低限度。当一个个体的易患性高达一定水平即达到一个限度时,这个个体就将患病,这个易患性的限度称为阈值。在一定的环境条件下,阈值代表发病所必需的、最低限度的易感基因的数量。阈值是易患性变异的一个点,将群体分成了不连续的两部分,高于阈值的是患者,低于阈值的是正常人(图 6-5)。

多基因病易患性变异曲线(正态分布)下的面积代表人群总数(100%),曲线覆盖的阈值右侧部分代表患者所占的百分数,即群体发病率。可从群体发病率的高低推知发病阈值与易患性平均值的距离。一种多基因病的群体发病率愈高,则易患性平均值与

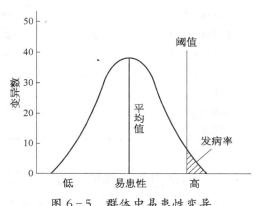

图 6-5　群体中易患性变异
与阈值图解

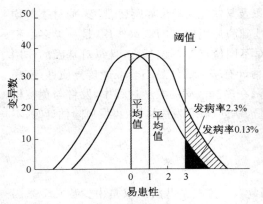

图 6-6 易患性阈值、平均值与群体
发病率的关系图解

阈值相距愈近,表明平均值高而阈值低;相反,群体发病率愈低,则易患性平均值与阈值相距愈远,表明平均值低而阈值高(图 6-6)。

4. 遗传度 在多基因遗传病中,遗传基础对易患性高低的影响程度称为遗传度(或遗传率),用百分率(100%)表示。如果一种遗传病完全由遗传基础决定发病与否,其遗传度就是 100%,人类单基因遗传病就是这种情况。多基因遗传病中遗传度高的可达 70%～80%,这表示遗传基础在决定易患性变异和发病上起着重要作用,环境因素的影响较小;反之,遗传度为 30%～40% 或更低的疾病,则表示环境因素在决定易患性和发病上更为重要,而遗传因素是次要的,因此多基因遗传病的遗传度高低与遗传因素在发病上的作用大小成正比。多基因遗传病的再发风险与遗传度的大小也密切相关,故研究某一种多基因病的遗传度可用于遗传咨询。遗传度是从患者亲属的发病率与一般群体的发病率或与对照者亲属的发病率的差异中计算出来的,表 6-2 是一些多基因病的遗传度的举例。

表 6-2 一些常见多基因病的遗传度、群体发病率和患者一级亲属的发病率

疾病	男:女	患者一级亲属发病率(%)	群体发病率(%)	遗传度(%)
原发性高血压	1	15～30	4～10	62
冠心病	1.5	7	2.5	65
糖尿病(青少年型)	1	2～5	0.2	75
哮喘	0.8	12	1～2	80
消化性溃疡	1	8	4	37
强直性脊椎炎	0.2	男性先证者 7,女性先证者 2	0.2	70
原发性癫痫	0.8	3～9	0.36	55
精神分裂症	1	10～15	0.5～1.0	80
先天性巨结肠	4.0	男性先证者 2,女性先证者 8	0.02	80
先天性畸形足	2.0	3	0.1	68
先天性幽门狭窄	5.0	男性先证者 2,女性先证者 10	0.3	75
先天性髋关节脱位	0.2	男性先证者 4,女性先证者 1	0.1～0.2	70
先天性心脏病	—	2.8	0.5	35
唇裂±腭裂	1.6	4	0.17	76
腭裂	0.7	2	0.04	76
脊柱裂	0.5	4	0.3	60
无脑儿	0.5	4	0.5	60

80

二、多基因遗传病的特征

1. 常见性 目前已知的多基因病约有 100 余种,且大部分病的群体发病率都很高。例如,原发性高血压的发病率为 6%,哮喘的发病率为 4%,冠心病的发病率为 2.5%。在临床上发病率超

过 1/1 000 就称为常见病,故多基因遗传病属于常见病。此外,在所有临床疾病中,多基因病占到
15％,而单基因病只占 1％。

2. **家族聚集倾向**　多基因遗传病患者一级亲属发病率(一般为 1％～10％),明显高于该病的
群体发病率(＞1‰),但低于单基因遗传病的发病率(1/2,1/4),且绘成系谱也不符合单基因遗传
病的遗传方式,即多基因病有一定家族聚集性,但系谱分析对多基因病的诊断没有意义。

3. **随着亲属级别的降低,患者亲属的发病风险迅速降低**　对一个多基因遗传病患者来说,其
一级、二级、三级亲属超过阈值的百分比会呈现进行性减少(表 6 - 3)。尤其是群体发病率低的疾
病,这种下降就更为明显。如唇裂在一级亲属中发病率为 4％,二级亲属(叔、伯、舅、姨)中约 0.7％,
三级亲属(堂兄弟姐妹、姑、姨表兄弟姐妹等)仅为 0.3％。

表 6 - 3　某些多基因病患者不同级别亲属发病风险比较

疾　病	群体发病率	一卵双生	一级亲属	二级亲属	三级亲属
唇裂±腭裂	0.001	0.4	0.04	0.007	0.003
足内翻	0.001	0.3	0.025	0.005	0.002
神经管缺损	0.002	—	0.016	—	0.002
先天性髋关节脱臼	0.002	0.4	0.05	0.006	0.004
先天性幽门狭窄	0.005	0.4	0.05	0.025	0.008

4. **近亲婚配提升子女发病风险**　近亲婚配时,子女的患病风险高于随机婚配时的子女患病风
险,但不如常染色体隐性遗传病那样显著。

5. **发病率有种族或民族的差异**　由于地理隔离和生殖隔离,不同种族和民族的基因库是不同
的,即他们的遗传基础不同;再加上不同的环境因素,使得同一种多基因病的发病率在不同的种族
或民族有很大差异(表 6 - 4)。如我国的家族性高胆固醇血症杂合子的血浆水平普遍较欧美人低,
且表型较轻。先天性髋脱臼,日本人发病率是美国人的 10 倍。如唇裂的黑人中发病率为 0.04‰,
白人为 1‰,而黄种人为 1.7‰。又如无脑儿在英国发病率为 2％,在北欧 0.05％。

表 6 - 4　一些多基因病发病率的种族差异

疾病	中国人	美国人
脊柱裂	0.003	0.0025
无脑儿	0.005	0.002
唇裂±腭裂	0.001 7	0.001
先天性畸形足	0.008	0.015
先天性髋关节脱位	0.015	0.007

三、多基因遗传病再发风险的估计

多基因遗传病再发风险的估计涉及因素较多,包括以下几方面。

(一)患者一级亲属发病率的估计

1. **Edward 公式**　当某一种多基因遗传病的群体发病率为 0.1％～1％,　遗传度为 70％～
80％,则该病患者一级亲属的发病率可用 Edward 公式来估算,即 $f=\sqrt{p}$,f 为患者一级亲属发病

率,p 为群体发病率。举例说明,我国人群中唇腭裂群体的发病率为 0.17%,其遗传度为 76%,那患者一级亲属的发病率 $f = \sqrt{0.0017} \approx 4.1\%$。

2. 查图表 当某种多基因遗传病的群体发病率在 0.1%~1% 的范围之外,遗传度在 70%~80% 的范围之外时,Edward 公式不再适用。这时可查多基因遗传病的群体发病率、遗传度与患者一级亲属发病率的关系图解。例如,原发性高血压的群体发病率约为 6%,遗传度为 62%,患者一级亲属发病率可从图 6-7 中查出约为 16%,如果按 Edward 公式计算 $f = \sqrt{0.06} = 24.5\%$,很明显与实际值偏差较大。一般来说,如果一种多基因遗传病的遗传度低于 70%,则患者一级亲属发病率低于群体发病率的开方值;相反,如果一种病的遗传度高于 80%,则患者一级亲属发病率将高于群体发病率的开方值。

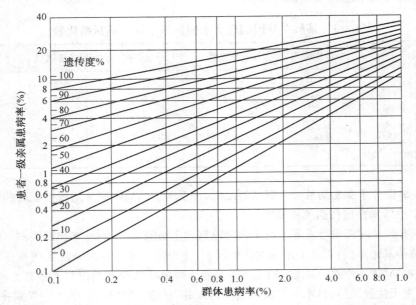

图 6-7 多基因病的群体发病率、遗传率与患者一级亲属发病率的关系图解

(二)家属中患者人数与再发风险

家属中患者的成员越多则患病危险率也越高,即家庭中有两个患者比有一个患者的患病危险率高。例如,唇腭裂群体的发病率为 0.17%,人群中一对表型正常的夫妇生第一胎患唇腭裂的风险就是 0.17%;如果已生有一个此病患儿,那么第二胎再生此病患儿的风险就上升到约 4%;如已生有两胎此病患儿,第三胎再生此病的风险就上升到约 10%,;3 例唇裂患儿则再生唇裂的发病率可增至 16%。说明这对夫妇不但带有较多的易感基因而且他们的易患性很接近发病阈值。然而在单基因遗传病中,因父母亲的基因型已定,不论已生出几个患儿,发病风险都是 1/2 或 1/4。

(三)病情严重程度与再发风险

患者病情愈严重,其一级亲属发病率就愈高。因为病情严重的患者,其易患性必然远远超过阈值而带有更多的易感基因,其父母也会带有较多的易感基因,易患性更加接近阈值,所以再发风险就会相应增高。例如,一侧唇裂的患者,其同胞的再发风险为 2.46%;一侧唇裂并发腭裂的患者,其同胞的再发风险为 4.21%;两侧唇裂并发腭裂的患者,其同胞的再发风险为 5.74%。

(四)发病率的性别差异与再发风险

当一种多基因遗传病的群体发病率有性别差异时,说明该病在不同性别中的发病阈值不同,则不同性别患者的同一性别后代的再发风险也是不同的。群体发病率低的性别阈值高,这种性别患者的子女再发风险高;相反,群体发病率高的性别阈值低,这种性别患者的子女再发风险低,这称为carter效应。这是因为群体发病率低的性别患者,必然带有更多的易感基因才能超过阈值而发病,其子女将继承更多的易感基因而有较高的发病风险。例如,先天性幽门狭窄,男性发病率为0.5%,男性患者的儿子发病风险为5.5%,女儿发病风险为2.4%;女性发病率为0.1%,女性患者的儿子发病风险为19.4%,女儿发病风险为7.3%。女性的发病率低于男性,但女性患者的儿子比男性患者的儿子再发风险高3倍还多,女儿也一样。此外,从本例可看出,尽管男女患者后代的发病率不同,但总体上仍然是男性发病率高于女性发病率。

在估计多基因遗传病的再发风险时,必须综合分析上述各项因素,才能得到正确的判断结果。

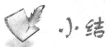

小结

通过本章学习,我们知道了多基因遗传病是遗传信息通过两对以上致病基因的累积效应所致的遗传病,其遗传效应还受环境因素的影响。这种病有家庭聚集现象,同时又有性别差异和种族差异,常见的多基因遗传病种,有先天性心脏病、小儿精神分裂症、家族性智力低下、脊柱裂、无脑儿、青少年型糖尿病、先天性肥大性幽门狭窄、消化性溃疡、冠心病等。

在多基因遗传病中,若干微效致病基因的累加作用,使带有致病基因的个体有患病的遗传基础,这种由多基因遗传基础决定的患某种多基因遗传病的风险称为易感性。多基因遗传病具有常见性、家族聚集倾向等特点;分析多基因遗传病的再发风险时要考虑亲属级别、患者人数、病情严重程度、性别差异等方面因素进行综合分析。

思考题

一、填空题

1. 数量性状的遗传基础是由（　　）对或（　　）对以上的基因决定,每对等位基因间没有显隐性基因的区别,是（　　）的。
2. 由遗传基础和环境因素共同作用下,个体患病的风险,称为（　　）。
3. 遗传度是指（　　　　　　　　　　　）。
4. 对于遗传度高于70%的多基因遗传病,患者一级亲属的发病率约近于群体发病率的平方根,如精神分裂症的一般群体发病率为1%,那么此患者的一级亲属的发病率应为（　　）。
5. 若多基因病的发病率和性别有关系,发病率低的性别,其患者一级亲属的发病风险（　　）;发病率高的性别,其患者一级亲属的发病风险（　　）。

二、选择题

1. 下列哪种疾病不是多基因遗传病（　　）
   A. 先天性幽门狭窄　　B. 先天性心脏病
   C. 精神分裂　　　　　D. 先天愚型
2. 下列哪种不属于单基因遗传病（　　）
   A. 白化病
   B. 精神分裂症
   C. 红绿色盲
   D. 抗维生素D佝偻病

三、名词解释

1. 阈值
2. 多基因遗传
3. 遗传度

四、问答题

1. 多基因遗传病有哪些特征?

第七章

染色体畸变与染色体病

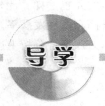

每一物种都有特定的染色体数目和形态结构，染色体数目和结构的相对稳定是保证个体遗传性状相对稳定的重要基础。某些物理或化学因素可使体细胞、生殖细胞内的染色体发生异常改变，这种现象称为染色体畸变。

第一节 染色体畸变

染色体畸变包括数目畸变和结构畸变两大类，数目畸变又可分为整倍性改变和非整倍性改变两种。无论数目畸变还是结构畸变，其实质都是染色体或染色体片段上的基因群发生增减或位置的转移，使遗传物质发生改变，都可以导致染色体病。

一、引起染色体畸变的因素

染色体畸变可以自发地产生，称为自发畸变；也可以通过物理的、化学的或者生物的因素诱变作用而产生，称为诱发畸变；还可以由遗传因素引起。造成染色体畸变的原因是多方面的，主要包括化学因素、物理因素和生物因素。

1. 化学因素 在人类生存的环境中，有许多化学因素如化学药品、农药、工业毒物和抗代谢药物，还有食品添加剂、调味品等都可以引起染色体畸变。

某些药物特别是一些抗肿瘤药物和预防妊娠反应的药物，均可引起人类染色体畸变或产生畸胎。有研究证实，环磷酰胺、氮芥、白硝安等抗癌药物可导致染色体畸变。许多化学合成的农药可以引起人类细胞染色体畸变。某些有机磷农药也可使染色体畸变率增高，如敌百虫农药。某些食品的防腐剂、色素等添加剂中所含的化学物质，如 N - 亚硝基化合物等也可以使人类染色体发生畸变。

2. 物理因素 在自然空间中存在着各种各样的电离辐射可对人体产生一定的影响，如电离辐射中常见的如 α、β、γ 射线，细胞受到电离辐射后，可引起细胞内染色体异常，染色体畸变率也会随着射线剂量的增高而增高。

3. 生物因素 导致染色体畸变的生物因素包括两个方面:一方面是由生物体产生的生物类毒素所致;另一方面是某些生物体如病毒本身可引起染色体畸变。霉菌毒素如杂色曲霉素、黄曲霉素、棒曲霉素等具有一定的致癌作用,同时也可以引起细胞内染色体畸变。病毒也可引起宿主细胞染色体畸变,当人体感染某些病毒,如风疹病毒、乙肝病毒、麻疹病毒或巨细胞病毒时,就有可能会引发染色体畸变。

二、染色体数目畸变

人类正常生殖细胞(精子和卵子)中的 23 条染色体称为一个染色体组,用 n 表示,含有一个染色体组的细胞或个体称为单倍体(n);人类体细胞有 46 条染色体,含有两个染色体组,称为二倍体,用 2n 表示。以二倍体为标准,体细胞的染色体数目超出或少于 46 条的称染色体数目畸变,它可分为整倍性改变和非整倍性改变。

(一) 整倍性改变

1. 整倍性改变的类型 如果染色体的数目变化以单倍体(n)为基数,整倍地增加或减少,则称为整倍性改变。在 2n 的基础上,如果增加一个染色体组(n),则染色体数为 3n,即三倍体;若在 2n 的基础上增加两个 n,则为 4n,即四倍体;以此类推。三倍体以上的又统称为多倍体。如果在 2n 的基础上减少一个染色体组,则称为单倍体。

2. 整倍性改变的机制 主要有双雄受精、双雌受精、核内复制和核内分裂等。

(1) 双雄受精和双雌受精:一个正常的卵子同时与两个正常的精子发生受精称为双雄受精。由于每个精子带有一个染色体组,所以当两个精子同时进入一个卵细胞时,就形成了含有三个染色体组的合子。一个二倍体的异常卵子与一个正常的精子发生受精,从而产生一个三倍体的合子,称为双雌受精。在卵细胞发生的第二次减数分裂过程中,次级卵母细胞由于某种原因未形成第二极体,因此应分给第二极体的染色体仍然留在卵细胞中,使得这个卵细胞含有两个染色体组成为异常卵细胞,当它与一个正常精子结合后,就形成含有三个染色体组的合子。以上这两种情况都可形成 69,XXX、69,XXY 和 69,XYY 3 种类型的受精卵(图 7-1)。

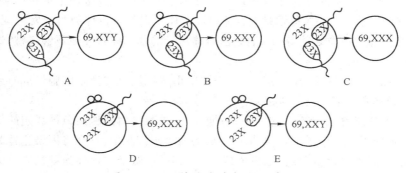

图 7-1 三倍体发生机制示意图

A~C. 双雄受精   D~E. 双雌受精

(2) 核内复制:核内复制是在一次细胞分裂时,DNA 不是复制一次,而是复制了两次,而细胞只分裂了一次。这样形成的两个子细胞都是四倍体,这也是肿瘤细胞常见的染色体异常特征之一。

(3) 核内分裂:在细胞分裂时,染色体正常复制了一次,但至分裂中期时,核膜仍未破裂、消失,

85

也没有纺锤体的形成,因此,细胞分裂不能进入后期和末期,没有细胞质的分裂,使得细胞内含有四个染色体组,形成四倍体。

归纳起来,三倍体形成的原因主要是双雄受精和双雌受精,四倍体形成的原因主要是核内复制或核内有丝分裂。在人类中已知有三倍体和四倍体的胚胎,只有极少数三倍体的个体能存活到出生。有调查资料表明,在自发流产的胎儿中,有染色体畸变的占 42%。其中,三倍体占 18%,四倍体占 5%,可见在流产的胎儿中三倍体是常见的类型。

3. 整倍性改变核型的描述方法　为染色体总数和性染色体组成,如 69,XXY;92,XXYY。

(二) 非整倍性改变

一个体细胞中的染色体数目在 2n 的基础上增加或减少一条或数条,称为非整倍性改变,这样的细胞或个体称为非整倍体。

1. 非整倍性改变类型　非整倍性改变又分为亚二倍体、超二倍体、嵌合体等。

(1) 亚二倍体:当体细胞中染色体数目少了一条或数条时,称为亚二倍体。如果某对染色体少了一条(2n-1),则细胞染色体数目为 45,即构成单体型。临床上常见的有 21 号、22 号和 X 染色体的单体型,核型为 45,XX(XY),-21;45,XX(XY),-22 和 45,X。具有这种核型的个体大多在胚胎期流产,少数能存活。

(2) 超二倍体:当体细胞中染色体数目多了一条或数条时,称为超二倍体。在超二倍体的细胞中某一同源染色体的数目不是 2 条,而是 3 条、4 条或者更多。如果某对染色体多了一条染色体,染色体数目变为(2n+1),则细胞内染色体数目为 47,即构成三体型,这是人类染色体数目畸变中最常见、种类最多的一类畸变。在常染色体病中,除了 17 号染色体尚未有三体型的病例报道外,其余的染色体三体型均有报道,但由于染色体的增加造成基因组的严重失衡而破坏胚胎的正常发育,故大部分常染色体三体型只见于早期流产的胚胎,少数三体型可以存活至出生,一般也寿命不长,并伴有各种畸形。如核型为 47,XX(XY),+21 的 21 三体型等。

三体型以上的都称为多体型。多体型常见于性染色体中,如核型为 48,XXXX;48,XXXY;48,XXYY 的四体型和核型为 49,XXXXX;49,XXXYY 的五体型等。

(3) 嵌合体:一个个体内存在两种或两种以上核型的细胞系,这种个体称为嵌合体,如 46,XY/47,XXY 和 45,X/46,XX 等都是嵌合体。嵌合体可以是染色体数目异常之间、结构异常之间以及数目异常与结构异常之间等的嵌合。嵌合体患者的临床症状往往不够典型,这与异常核型所占比例有关。

2. 非整倍性改变的形成机制　多数非整倍体的形成原因是在生殖细胞形成时或受卵早期卵裂中,发生了染色体不分离或染色体丢失。

(1) 染色体不分离:在细胞分裂进入中、后期时,如果某一对同源染色体或姐妹染色单体彼此没有分离,而是同时进入一个子细胞,结果所形成的两个子细胞中,一个将因染色体数目增多而成为超二倍体,另一个则因染色体数目减少而成为亚二倍体,这个过程称为染色体不分离。它可以发生在细胞的有丝分裂过程中,也可以发生在配子形成时的减数分裂过程中。

1) 减数分裂时发生染色体不分离:如果染色体不分离发生在第一次减数分裂(即同源染色体不分离),同时进入一个子细胞核,所形成的配子中,一半将有 24 条染色体(n+1),另一半将有 22 条(n-1)。与正常配子受精后,将形成超二倍体或亚二倍体。若在第二次减数分裂发生染色体不分离(即姐妹染色单体不分离)所形成的配子的染色体数将有以下几种情况:1/2 为 n、1/4 为(n+1)、1/4 为(n-1)。它们与正常配子受精后,得到相应的二倍体、超二倍体、亚二倍体[图 7-2(a)、图 7-2(b)]。

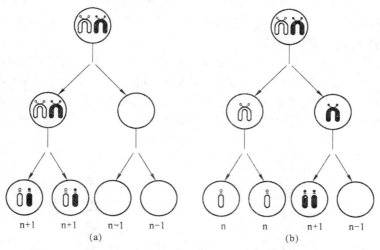

图 7-2　减数分裂时发生染色体不分离

(a) 第一次减数分裂发生不分离　(b) 第二次减数分裂发生不分离

2) 有丝分裂时发生染色体不分离:这种不分离主要是发生在受精卵的卵裂早期的有丝分裂过程中,某一染色体的姐妹染色单体如果不分离,可导致产生由两种细胞系或三种细胞系组成的嵌合体。不分离发生在第一次卵裂,则形成具有两个细胞系的嵌合体,一个为超二倍体细胞系,另一个为亚二倍体细胞系。不分离发生在第二次卵裂以后,即形成具有三个或三个以上细胞系的嵌合体(46/47/45)(图 7-3)。这种不分离发生得越晚,正常二倍体细胞系的比例越大,临床症状也相对较轻。

(2) 染色体丢失:在细胞有丝分裂过程中,某一染色体未与纺锤丝相连,不能移向细胞两极参与新细胞的形成;或者在移向细胞两极时因行动迟缓而滞留在细胞质中继而降解消失,造成子细胞少一条染色体。染色体丢失也是嵌合体形成的一种方式(图 7-4)。

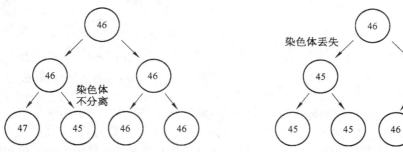

图 7-3　染色体不分离与嵌合体形成示意图　　图 7-4　染色体丢失与嵌合体形成示意图

3. 非整倍体核型的描述方法　为染色体总数,性染色体组成,＋/－畸变染色体序号。例如,某一核型的 21 号染色体多了一条,可描述为 47,XX(XY),＋21;若是少了一条 18 号染色体,可描述为 45,XX(XY),－18;少一条 X 染色体,可描述为 45,X 或 45,XO。

三、染色体结构畸变

由于受多种因素的影响,染色体发生断裂后重接,如果断裂的片段在原来的位置上重新接合,称为愈合或重合,这样就会使染色体恢复正常,不引起遗传效应;如果染色体断片未在原位重接,也就是断裂片段移动了位置与其他片段相接或者发生了丢失,这样就会引起染色体结构畸变。

(一) 染色体结构畸变的类型

1. **缺失** 缺失即染色体片段的丢失。按染色体断点的数量和位置可分为末端缺失和中间缺失两类,末端缺失是指染色体的臂发生断裂后,未发生重接,无着丝粒的片段不能与纺锤丝相连而丢失[图7-5(a)]。若在染色体的同一臂上发生了两次断裂,两个断点之间的片段丢失,其余的两个断片重接,这种缺失称为中间缺失[图7-5(b)]。

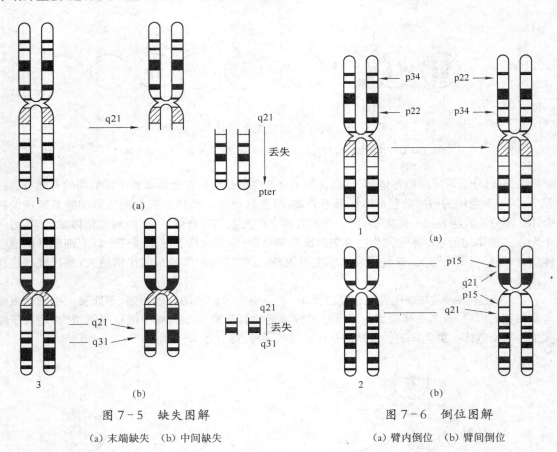

图7-5 缺失图解

(a) 末端缺失 (b) 中间缺失

图7-6 倒位图解

(a) 臂内倒位 (b) 臂间倒位

2. **倒位** 倒位是指某一染色体发生两次断裂后,两断点之间的片段旋转180°后重接,造成染色体上基因顺序的重排。染色体的倒位可以发生在同一臂(长臂或短臂)内,也可以发生在两臂之间,分别称为臂内倒位和臂间倒位。①臂内倒位:一条染色体的某一臂上同时发生了两次断裂,两断点之间的片段旋转180°后重接[图7-6(a)]。②臂间倒位:一条染色体的长、短臂各发生了一次断裂,中间断片颠倒后重接,则形成了一条臂间倒位染色体[图7-6(b)]。

3. **重复** 重复是指一个染色体上某一片段增加了一份以上的现象,引起此片断基因的重复排列。原因是同源染色体之间的不等交换或染色单体之间的不等交换以及染色体片段的插入等。

4. **易位** 一条染色体的断片移接到另一条非同源染色体的臂上,这种结构畸变称为易位,常见的易位方式有下列几种。①单向易位:即两条染色体同时发生断裂,仅一条染色体的断片移接到另一条染色体上。②相互易位:即两条染色体同时发生断裂,断片交换位置后重接,形成两条衍生染色体。当相互易位仅涉及位置的改变而不造成染色体片段的增减时,则称为平衡易位(图7-7)。③罗伯逊易位:这是发生于近端着丝粒染色体的一种易位形式(图7-8)。当两个近端着丝粒染色体在着丝粒部位或着丝粒附近部位发生断裂后,两者的长臂在着丝粒处结合在一起,形成一条由长臂构成的衍生染色体,这条染色体上则几乎包含了两条染色体的全部基因;两个短臂则构成一个小染色体,小染色体往往在第二次分裂时丢失,这可能是由于其缺乏着丝粒或者是由于其完全由异染色质构成所致。由于丢失的小染色体几乎全是异染色质不足引起表型改变。因此,罗伯逊易位携带者虽然只有45条染色体,但表型一般正常,只在形成配子的时候会出现异常,造成胚胎死亡而流产或出生先天畸形等患儿。

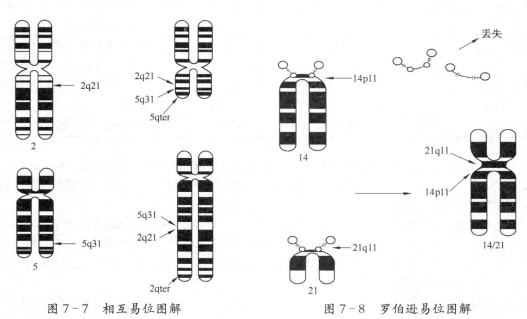

图7-7　相互易位图解　　　　　　　　图7-8　罗伯逊易位图解

(二)染色体结构畸变的核型描述

根据人类细胞遗传学命名的国际体制(ISCN)规定,人类染色体结构畸变核型的描述方法有简式和详式两种。

1. 简式描述　染色体总数,性染色体组成,重排染色体的类型(畸变染色体序号)(断点所在臂、区、带号);如46,XX(XY),del(1)(q21)。

2. 详式描述　染色体总数,性染色体组成,重排染色体的类型(畸变染色体序号)(重排以后染色体带的组成);如46,XX(XY),del(1)(pter→q21:)。

3. 举例　一些常用符号的含义见表7-1,现按染色体结构畸变类型分别用简式和详式两种描述方式举例如下。

(1)末端缺失:简式为46,XX(XY),del(1)(q21);详式为46,XX(XY),del(1)(pter→q21:)。表示1号染色体长臂2区1带处断裂造成了该处以远的末端缺失,异常的染色体由完整的短臂和着丝粒与1q21带之间的部分长臂构成。

(2)中间缺失:简式为46,XX(XY),del(1)(q21q23);详式为46,XX(XY),del(1)(pter→q21::q31→qter),表示1号染色体长臂2区1带与1区1带处断裂,其间片段丢失,两个断端重接形成重排常染色体。

89

表 7-1 常用符号及其意义

符号术语	意 义	符号术语	意 义
ace	无着丝粒片段	r	环状染色体
cen	着丝粒	rcp	相互易位
del	缺失	rea	重排
der	衍生染色体	rob	罗氏易位
dic	双着丝粒染色体	:	断裂
dup	重复	::	断裂后重接
h	副缢痕	( )	括号内为结构异常的染色体
i	等臂染色体	;	重排中用于分开染色体
ins	插入	/	嵌合体中用于分开不同的细胞系
inv	倒位	t	易位
p	短臂	ter	末端
q	长臂	→	从……到

(3) 臂间倒位:简式为 46,(XX)XY,inv(2)(p21q31);详式为 46,(XX)XY,inv(2)(pter→p21::q31→p21::q31→qter),表示断裂和重接在 2 号染色体短臂的 2 区 1 带和长臂的 3 区 1 带之间,其间的节段倒置后重接。

(4) 相互易位:简式为 46,(XX)XY,t(2;5)(q21;q31);详式为 46,(XX)XY,t(2;5)(2pter→2q21::5q31→5qter;5pter→5q31::2q21→2qter),表示断裂和重接分别发生在 2 号染色体和 5 号染色体长臂的 2q21 和 5q31 带,这些带以远的节段在两条染色体之间进行了交换。注意:序号靠前者(即 2 号染色体)描述在前。

(5) 罗伯逊易位:简式为 45,(XX)XY,t(14;21)(p11;q11);详式为 45,(XX)XY,t(14;21)(14qter→14p11::21q11→21qter),表示 14 号染色体短臂 1 区 1 带和 21 号染色体长臂 1 区 1 带发生断裂,其 14 号染色体和 21 号染色体发生易位。

第二节 染 色 体 病

染色体病是指因为染色体数目异常或者结构畸变所导致的疾病。由于染色体畸变时所涉及的基因较多,机体的异常情况可能会涉及许多的器官或系统,临床表现也是多种多样的,因而染色体病多表现为具有多种症状的综合征,故又称为染色体畸变综合征。归纳起来,染色体病的临床症状主要表现在智力缺陷、多发畸形、生长发育迟缓和皮肤纹理改变等。

据不完全统计,染色体畸变见于 0.5%~0.7% 的活产婴儿,7.5% 的胎儿,自发流产儿约 1/2 有染色体异常。现今已知的染色体病超过 100 种,已报道的染色体数目和结构异常在 500 种以上。随着高分辨显带及其他细胞遗传学新技术的应用,今后还会发现更多的染色体病和异常。

根据畸变染色体性质的不同,染色体病可分为常染色体病与性染色体病两大类;根据染色体畸变的类型不同又可分为染色体数目畸变病与染色体结构畸变病。性染色体(X 或 Y)异常导致的疾病称为性染色体病。

一、常染色体病

常染色体(1～22号染色体)因为数目异常或结构畸变而导致的疾病称为常染色体病。在常染色体数目异常导致的疾病患者中,单体型成活的极少,在流产的胚胎中可见,三体型个体成活的较多。在常染色体结构畸变引起的疾病中,1～22号染色体几乎都有涉及,新的结构畸变报道也一直在增加。

(一)常染色体数目异常的疾病

1. 21三体综合征　也称Down综合征(唐氏综合征)或先天愚型,是发现最早也是最常见的一种染色体病。1866年英国医师Langdon Down首先描述了它的临床症状,故命名为Down综合征(Down Syndrome)。在建立人类染色体分析技术后,1959年法国细胞遗传学家Lejeune首先证实本病的病因是多了一个小的G组染色体(后来确定为21号),故本病又称为21三体综合征。由于本病患儿表现为明显的智力低下,因此也被习惯性称为先天愚型。

(1)临床表现:本病患者的主要临床特征为智力低下、精神发育迟滞;患者具有特殊的面容,如鼻梁低平、眼距过宽、内眦赘皮、眼角上斜、张口伸舌流涎、耳小位低、耳郭畸形等;患者具有特殊的皮纹特征,如单一指褶线、通贯掌(猿线)等;50%患者有先天性心脏畸形,还有的有唇裂、腭裂和多指、并指等畸形;男性患者常有隐睾,多不育,女性患者虽可生育,但能将此病遗传给后代。由于21三体综合征患者最突出的表现是先天性智力低下,因而中国人称之为先天愚型(图7-9)。

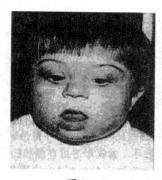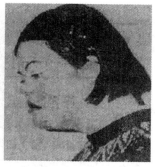

图7-9　21三体综合征患者面容

(2)发病率:新生儿中21三体综合征的发病率为1.5‰,介于1/1 000与1/500之间。但男性患儿多于女性。母亲年龄是影响发病率的重要因素,根据国外资料统计,如果一般人出生时的母亲年龄平均28.2岁,则本病患儿母亲平均年龄为34.4岁,发病率如母亲年龄20岁后为1:1 600,35岁后为1:260,40岁后为1:100,45岁后升至1:50(表7-2)。

表7-2　母亲年龄与先天愚型发病风险

母亲年龄	21三体患儿的发病率	母亲年龄	21三体患儿的发病率
15～19	1/8 500	35～39	1/260
20～24	1/1 600	40～44	1/100
25～29	1/1 350	45～	1/50
30～34	1/800		

(3) 常见核型：①21三体型。核型为47，XX(XY)，＋21，约占95％(图7-10)；②嵌合型。核型为46，XX(XY)/47，XX(XY)，＋21，占1％～2％；③易位型。核型为46，XX(XY)，－14，＋t(14；21)(p11；q11)占3％～4％。

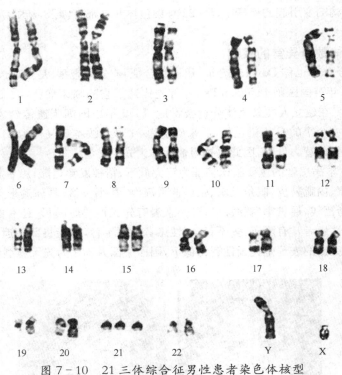

1 2 3 4 5

6 7 8 9 10 11 12

13 14 15 16 17 18

19 20 21 22 Y X

图7-10 21三体综合征男性患者染色体核型

(4) 产生原因：21三体型患者几乎都是新发突变。主要原因为减数分裂过程中21号染色体发生了不分离，而产生含有2条21号染色体的异常配子，该配子与正常配子受精形成21三体型个体。该病的发生率与母亲生育年龄有关，高龄孕妇，特别是40岁以上者生出21三体患者的比例明显增高(表7-2)。

嵌合型患者发病的主要原因是正常受精卵在早期卵裂中发生了21号染色体不分离现象，形成了46/47，＋21两种核型的细胞。易位型21三体型在染色体结构畸变病中描述。

2. 13三体综合征 1960年Patau首先描述本病，故又称为Patau综合征。1966年，Yunis等人用显带技术证实本病的病因是因为多了一条13号染色体，故又称为13三体综合征。

(1) 临床表现：患儿的畸形和临床表现要比21三体型严重得多(图7-11)。本病临床表现：颅面的畸形包括小头，前额、前脑发育缺陷，眼球小，常有虹膜缺损，鼻宽而扁平，2/3患儿有上唇裂，并常有腭

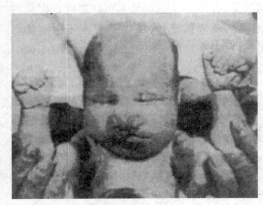

图7-11 Patau综合征患者示颅面
和手的畸形

裂,耳位低,耳郭畸形,颌小,其他常见多指(趾),手指相盖叠,足跟向后突出及足掌中凸,形成所谓摇椅底足。男性常有阴囊畸形和隐睾,女性则有阴蒂肥大,双阴道,双角子宫等。脑和内脏的畸形非常普遍,如无嗅脑、心室或心房间隔缺损、动脉导管未闭、多囊肾、肾盂积水等,由于内耳螺旋器缺损造成耳聋。智力发育障碍见于所有的患者,且程度严重,存活较久的患儿还有癫痫样发作、肌张功力低下等。

(2)发病率:新生儿中的发病率约为1:25 000,女性明显多于男性。半数以上患儿于胚胎期或胎儿期流产,能活到出生的胎儿也大多会在出生后1个月内死亡,少数病例也可活3~10岁。

(3)常见核型:患者核型多为47,XX(XY),+13;少数为嵌合型46,XX(XY)/47,XX(XY),+13。

(4)产生原因:母亲高龄可能是产生本病的原因之一,患儿母亲的平均年龄为31.6岁,父亲的平均年龄为34.6岁。由于患者母亲的卵母细胞在减数分裂时,13号染色体发生了不分离所致。

3. 18三体综合征　1960年Edwards等首先描述,故又称为Edwards综合征。1961年,Patau等人证实本病产生的原因是因为多了一条18号染色体,故又称为18三体综合征。

(1)临床表现:患儿出生时体重低,发育如早产儿,吸吮差,反应弱,头面部和手足有严重畸形(图7-12),小颌,颈短,有多余的皮肤,全身骨骼肌也发育异常。手的畸形非常典型:紧握拳,拇指横盖于其他指上,其他手指互相叠盖,指甲发育不全,手指弓形纹过多,约1/3患者为通贯掌。下肢最突出的是"摇椅底足",蹒趾短,向背侧屈起。外生殖器畸形比较常见的有隐睾或大阴唇和阴蒂发育不良等。95%的病例有先天性心脏病,如室间隔缺损、动脉导管未闭等,这是死亡的重要原因。肾也常见畸形,患儿智力有明显缺陷,但因存活时间很短,多数难以测量。

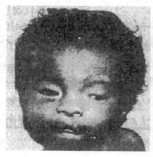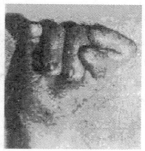

图7-12　18三体综合征患者

(a)面部特征　(b)手的典型握拳式

(2)发病率:新生儿的发病率为1/5 000~1/4 000。但在某些地区或季节明显增高,达到1:(450~800)。患儿中男女之比为1:3。

(3)常见核型:患者核型多数为47,XX(XY),+18;少数患者为嵌合体,即为46,XY(XX)/47,XY(XX),+18;还有各种易位。

(4)产生原因:18三体综合征的发生,一般是由于患者母亲的卵母细胞在减数分裂时,18号染色体发生了不分离所致。52%的患者发生于35岁以上的孕妇。

(二)常染色体结构异常的疾病

1. 猫叫综合征(5P-综合征)　患婴的哭叫声酷似猫叫,故得名,为最常见的缺失综合征。

(1)临床表现:患儿面部表情看上去很机灵,但智力严重低下(智商常低于20),发育迟滞也很明显。常见的临床表现还有小头、满月脸、眼距过宽、内眦赘皮、下颌小且后缩,咽喉部发育不良。

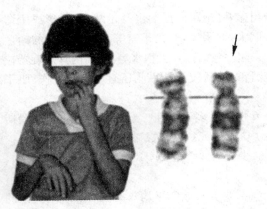

图 7-13 猫叫综合征患者
及其 5 号染色体

约 20％患者有先天性心脏病,主要是室间隔缺损和动脉导管未闭等(图 7-13)。

(2)发病率:本病在其群体的发病率估计为 1/50 000,女性多于男性。

(3)常见核型:46,XX(XY),del(5)(P15),即患者的 5 号染色体之一的短臂有缺失,断点在 1 区 5 带。

(4)产生原因:本病的发生大多由于患者的父母之一在形成生殖细胞时,5 号染色体(5p15)有断裂现象,产生了 5 号染色体短臂缺失的生殖细胞,此细胞再与另一配子结合而发育成 5p-综合征。

2.易位型先天愚型

(1)临床表现:具有典型的 21 三体综合征的临床症状。

(2)发病率:占先天愚型的 3％~4％。

(3)常见核型:46,XX,-14,+t(14q21q)。

(4)产生原因:易位型先天愚型可以为新发突变,也可以来自平衡易位携带者的亲代。新发突变是父母之一在形成配子时,14 号染色体与 21 号染色体发生了易位,这种易位的配子与正常配子受精后便可导致易位型先天愚型患儿的出生。也可以由于双亲之一是平衡易位携带者,核型为 45,XX(XY),-14,-21,+t(14q21q),这从表面上看,少了一条 14 号和一条 21 号染色体,而多了一条 14 和 21 号染色体长臂融合形成的易位染色体,染色体总数是 45 条,但这两条染色体易位后遗传物质的主要部分并未丢失,基因成分仍保持平衡状态,故一般无异常表现。

然而,当平衡易位携带者与正常人婚配时,将会形成数量相等的 4 种不同核型的子代:①正常的二倍体核型。②平衡易位携带者核型。③易位型先天愚型核型,该受精卵的生活力较低,易于流产。④21 单体型,该核型的胚胎基本发生流产(图 7-14)。由此可见,这类平衡易位携带者虽外表正常,但婚后往往有自然流产史。

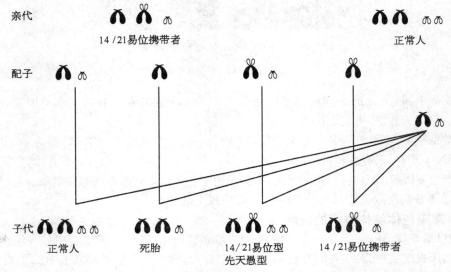

图 7-14 14/21 易位携带者与正常人婚配子女中的核型分布示意图

二、性染色体病

(一)性染色体数目异常引起的疾病

1. 先天性睾丸发育不全综合征 1942 年 Klinefelter 等发现并首先描述了这一综合征,故又称 Klinefelter 综合征。

(1)临床表现:具有男性生殖器官,阴茎短小,睾丸小而质硬,或为隐睾,睾丸组织活检可见曲细精管呈玻璃样变性萎缩,或者为条索状睾丸,无精子产生,因而不育;胡须稀疏,腋毛、阴毛稀少,喉结不明显,皮下脂肪发达,其体态性情表现趋于女性化;患者还常表现为身材高大,四肢细长,少数个体智力低下,偶有精神异常(图 7-15)。由于本病在青春期之前临床特征不明显,因而不易在儿童期发现,因此,如果在儿童期发现睾丸和阴茎特别小,就应考虑进行性染色体检查或染色体核型分析以利早期诊断。

(2)发病率:本病的发病率约占新生儿男性的 1/750,在男性不育症个体中发病率约 2.48%,在精神异常者中占 0.39%,在智力低下者中占 1/100。

(3)常见核型:患者核型多为 47,XXY(图 7-15),X 染色质呈现阳性(+),Y 染色质也呈阳性(+)。约有 1/3 的患者核型为 46,XY/47,XXY 嵌合体。

(4)产生原因:由于患者双亲之一在生殖细胞形成过程中,发生了性染色体不分离而引起。分析表明,染色体不分离 40% 来自父亲,60% 来自母亲,一般随双亲年龄的增长,患儿的发病率也相

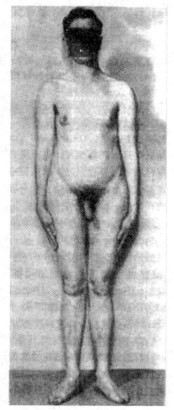

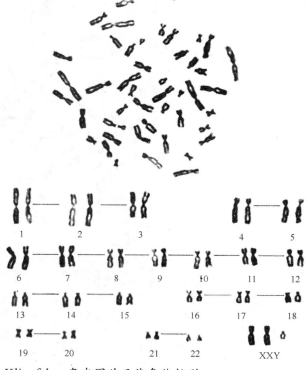

图 7-15 Klinefelter 患者图片及染色体核型

95

应增加。由于本病患者不育,故也不会将多余的性染色体传给后代。

2. 先天性卵巢发育不全综合征 本病最早由 Turner 于 1938 年首次报道,故又称为 Turner 综合征,也称为女性性腺发育不全综合征。

(1) 临床表现:外观为女性,体矮(身高 120～140 cm),后发际低,50％有蹼颈,肘外翻,乳间距宽,青春期乳腺仍不发育,乳头发育不良。性腺发育不全,卵巢萎缩或呈条索状,原发性闭经,子宫小,成年后外生殖器发育不良,仍呈幼稚状,阴毛和腋毛稀少,乳房发育不良甚至不发育,盾状胸,部分患者智力发育落后,可并发心、肾、骨骼等先天畸形,一般无生育能力(图 7-16)。

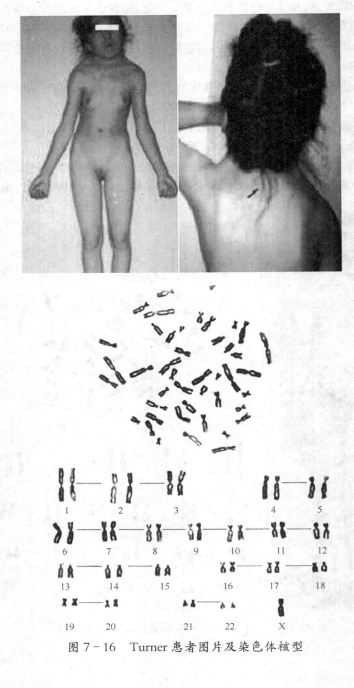

图 7-16 Turner 患者图片及染色体核型

（2）发病率：本病的发病率为女婴的 1/5 000～1/3 500,自然流产率高达 7.5%。

（3）常见核型：患者核型多为 45,X(图 7-15),X 染色质呈阴性(-),Y 染色质也呈阴性(-)。还有核型为 45,X/46,XX 嵌合型。

（4）产生原因：本病的发生是双亲配子形成过程中,性染色体不分离所致。大约 75% 的染色体丢失在父方。由于 45,X 型的受精卵成活率低,大多死于早期胚胎,因此本病的发病率也就大为降低。嵌合型是由于受精卵在早期卵裂时发生 X 染色体丢失所造成。

3. X 三体综合征 1959 年 Jacob 首先发现 1 例 47,XXX 女性,又称为超雌。

（1）临床表现：多数具有 3 条 X 染色体的女性无论外形、性功能都是正常的,只有少数患者有月经减少、继发闭经或过早绝经等现象。大约有 2/3 患者智力稍低,并有患精神病倾向。

（2）发病率：本病发病率在新生女婴中约为 1/1 000,在女性精神病患者中为 4/1 000。

（3）常见核型：患者核型多为 47,XXX,也有嵌合型,即 47,XXX/46,XX。

（4）产生原因：该病发生的主要原因是母亲卵子形成时,X 染色体不分离所致。部分患者甚至可见 4 条或 4 条以上 X 染色体,这种患者又称为多 X 综合征。一般来说,X 染色体愈多,智力损害和发育畸形愈严重。

4. XYY 综合征 1961 年 Sandburg 等首次报道此例。

（1）临床表现：XYY 男性的表现一般正常,患者身材高大,常超出 180 cm,偶尔可见尿道下裂、隐睾、睾丸发育不全,并伴有生精障碍和生育力下降等症状,多数患者可以生育。易兴奋,自我克制力差,性情暴躁,易产生攻击性行为。

（2）发病率：本病在男婴中的发生率为 1/1 000～1/900。

（3）常见核型：患者核型为 47,XYY,检查间期细胞,X 染色质(-),Y 染色质(++)。此外,还有 48,XYYY;49,XYYYY 等核型。

（4）产生原因：主要原因是父亲精子形成过程中第二次减数分裂时发生了 Y 染色体的不分离,从而形成 24,YY 的精子,该异常精子与正常卵子结合形成 47,XYY 个体。

（二）性染色体结构异常引起的疾病

典型病例为脆性 X 染色体综合征(fragile X chromosome,Fra X)。1969 年 Lubs 首次报道这种 Fra X 与 X 连锁智能发育不全有关。1977 年 Sutherland 用 G 显带证明细丝部位分布于 X 染色体的 q27 带上,提出了"脆性部位"这一概念。并把由脆性 X 染色体所导致的疾病称为脆性 X 染色体综合征。

（1）临床表现：中度到重度的智力发育不全、大睾丸,常伴有大耳、单耳轮、下颌前突、腭弓高、淡蓝色巩膜、言语功能障碍、癫痫等(图 7-17)。

由于女性有两条 X 染色体,故一般不会患病。但根据 LyonX 染色体失活假说,女性杂合子也可能有极少数表现出轻度智力障碍。

（2）发病率：Fra X 的发生率占 X 连锁智能发育不全患者的 1/3～1/2;在一般男性群体中,其检出率为 1/500,在收容所中为 1/100。其发生率仅次于先天愚型。

（3）常见核型：Fra X 患者核型可表示为 46,

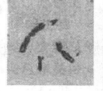
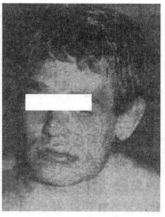

图 7-17 脆性 X 染色体(Fra X)综合征

左:脆性 X 染色体;右:患者大耳、大颌

97

fraX(q27)Y。

(4) 产生原因:一般认为男性患者的 fraX(q27)来自携带者母亲。

三、两性畸形

两性畸形是指某个体在内外生殖器系统或第二性征等方面兼具两性的特征。如果患者体内既有男性性腺,又有女性性腺,则被称作真两性畸形;如果患者体内仅有一种,而外生殖器具有两性的特征,则称作假两性畸形。

(一) 真两性畸形

真两性畸形患者体内可有独立存在的睾丸和卵巢,或者两者融合而成的卵巢睾,外生殖器及第二性征不同程度地介于两性之间。社会性别可为男性或女性,约 2/3 患者的外生殖器表现为男性。

1. 46,XX 型　此型最常见,大约占真两性畸形的一半以上。患者核型为 46,XX;经实验室检查,X 染色质为阳性,Y 染色质为阴性。

患者的主要临床特征:一侧有卵巢、输卵管及子宫;另一侧有睾丸(或卵睾)、输精管。外生殖器官表现为阴茎伴有尿道下裂,有阴囊而无睾丸,有乳房发育。此型患者经临床检查证明,X 染色体(或常染色体)上存在由 Y 染色体易位而来的 *SRY* 基因,而 *SRY* 基因是 Y 染色体上决定男性性腺的重要基因。

2. 46,XY 型　患者核型为 46,XY;本型患者经检查,X 染色质阴性,Y 染色质阳性。

临床特征与 46,XX 型相似,也不能形成睾丸而有女性表型。其发生原因一般认为是患者体内有部分细胞为 46,XX 型,但缺乏实验证据。

3. 嵌合型　患者最常见的是 46,XX/46,XY 型;少数为 46,XX/47,XXY 或 46,XY/45,X;46,XX/46,XY 型患者经实验室检查,X 染色质阳性,Y 染色质也是阳性。

患者的主要临床特征:具有两性性腺,根据不同核型细胞所占比例不同,患者外观可为男性或者女性。外观男性者,有阴茎,但伴有尿道下裂,无胡须、无喉结、有乳房发育;外观女性者,有阴道,但伴有阴蒂肥大、阴唇肥厚似阴囊,可有原发性闭经。这种嵌合型的发生原因一般认为是正常的 X 型精子和 Y 型精子同时与次级卵母细胞分裂而来的卵细胞和第二极体分别受精引起的;另一种可能则是 X 型精子与 Y 型精子同时与两个卵细胞受精。

(二) 假两性畸形

假两性畸形患者体内仅有一种性腺,外表和第二性征极为模糊,很难判别性别,根据性腺的不同,可分为两种类型:

1. 男性假两性畸形　核型为 46,XY。性腺为睾丸,内外生殖器呈女性特征,第二性征异常。部分有女性化表型。

2. 女性假两性畸形　核型为 46,XX。性腺为卵巢,内外生殖器兼具两性特征,第二性征发育有男性化倾向。

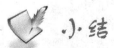

小结

通过本章学习,我们知道了某些化学或物理的因素在个体形成生殖细胞或体细胞增殖时发生染色体不分离、丢失或结构错排的现象,这些现象将导致染色体发生数目上和结构上的异常改变,从而引起机体异常。染色体畸变包括数目畸变和结构畸变,染色体病是指因为染色体数目异常和结构异常所导致的疾病,包括常染色体病和性染色体病。21 三体综合征属于最常见的一种常染色体病,常见核型有21三体型:核型为47,XX(XY),＋21;嵌合型:核型为46,XX(XY)/47,XX(XY),＋21;易位型:核型为46,XX(XY),－14,＋t(14;21)(p11;q11)。产生的主要原因大多由于卵细胞形成过程中21号染色体发生了不分离,而产生含有2条21号染色体的异常配子,该配子与正常配子受精形成21三体型个体。此外,Klinefelter综合征和Turner综合征是较常见的性染色体病,核型主要有47,XXY和45,X,据统计表明,染色体病的发病率跟母亲的年龄有很大的关系,因此做好产前诊断是预防染色体病患儿出生的重要手段。

思考题

一、填空题

1. 染色体畸变包括（　　　　）和（　　　　）。

2. 三倍体形成的原因可能是（　　　　）或（　　　　）。

3. 染色体数目畸变包括（　　　　）和（　　　　）。

4. 染色体结构畸变包括（　　　）、（　　　）、（　　　）和（　　　）。

5. 染色体病包括（　　　）和（　　　）病。

6. 猫叫综合征是由于患者的细胞中（　　　）号染色体（　　　）缺失所引起。

7. Fra X 患者的核型是（　　　　　）。

二、选择题

1. 非整倍性改变的主要原因是（　　　）
   A. 染色体断裂　　　B. 射线照射
   C. 染色体易位　　　D. 染色体不分离

2. 发生在 D 组和 G 组染色体之间的易位称为（　　　）
   A. 相互易位　　　B. 单方易位
   C. 倒位　　　　　D. 罗伯逊易位

3. 完全型21三体是由于卵子发生过程中（　　　）
   A. 21号染色体易位　　B. 21号染色体缺失
   C. 21号染色体倒位　　D. 21号染色体不分离

4. 先天性卵巢发育不全症患者的核型属于（　　　）
   A. 染色体数目增加　　B. 染色体结构异常
   C. 染色体带型异常　　D. 染色体丢失

5. 猫叫综合征的发病机制是（　　　）
   A. 染色体缺失　　　B. 染色体数目异常
   C. 基因突变　　　　D. 染色体易位

6. 先天愚型患者的核型是（　　　）
   A. 47,XX(XY),＋21
   B. 46,XX,－14＋t(14q21q)
   C. 两者均是
   D. 两者均不是

7. 先天性卵巢发育不全症患者的核型是（　　　）
   A. 45,X　　　　　　B. 47,XXY
   C. 46,XX　　　　　D. 47,XY,＋21

8. 先天性睾丸发育不全患者的体细胞有（　　　）
   A. X小体　　　　　B. Y染色质
   C. 两者均有　　　　D. 两者均无

9. 由两种以上的、染色体数目不同的细胞系所组成的个体称为（　　　）
   A. 二倍体　　　　　B. 嵌合体
   C. 多倍体　　　　　D. 以上都不是

10. 染色体结构畸变引起的疾病有（　　　）
    A. 猫叫综合征
    B. 先天愚型
    C. 先天性睾丸发育不全症
    D. 性腺发育不全症

三、名词解释

1. 染色体畸变
2. 嵌合体
3. 染色体病

四、问答题

1. 非整倍性改变的产生机制是什么?
2. 简述唐氏综合征的三种核型及它们的产生机制。

第八章
分子病和遗传性代谢病

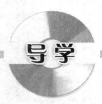

了解 分子病概念、血红蛋白病的概念及分类遗传性酶病的概念。

熟悉 遗传性代谢病的分类及发病机制、血红蛋白病的发病机制。

应用 血友病、白化病、半乳糖血症病主要临床表现与遗传基础。

人类的形态结构和生理功能主要是通过各种功能蛋白质来实现的，而蛋白质的合成是通过"中心法则"来完成的。即人类 DNA 上的遗传信息转录到 RNA，再由 RNA 翻译成蛋白质（酶），来表现特定的性状和生理功能。在生命过程中，如果受到某些诱因的影响，DNA 的碱基组成或排列顺序发生改变，造成基因突变，可引起合成的蛋白质或酶结构异常。轻微而无害的改变，会造成正常人体形态特征和生理功能的遗传差异，在人群中表现为多种形态现象；若是基因突变造成严重的异常，可引起一系列病理变化，导致分子病或遗传性酶病。

第一节 分 子 病

分子病是指由于基因突变造成蛋白质分子结构或数量异常引起的疾病。

1949 年 Pauling 在研究镰状细胞贫血症状时，发现患者的血红蛋白与正常人的血红蛋白电泳速率不同，红细胞镰刀状变化是由血红蛋白分子结构异常引起的。1956 年 Ingram 等用指纹法进一步研究证明，异常的血红蛋白分子的 β 珠蛋白链第 6 位氨基酸由正常的谷氨酸变成了缬氨酸，从分子水平上揭示了该病的发病机制。

分子病种类很多，根据各种蛋白质的功能差异，分子病可以分为：①运输性蛋白病，如血红蛋白病；②凝血及抗凝血因子缺乏症，如血友病；③肌膜蛋白病，如假性肥大型肌营养不良症；④受体蛋白病，如家族性高胆固醇血症；⑤胶原蛋白病，如成骨不全；⑥膜转运蛋白病，如球形细胞增多症；⑦免疫蛋白缺陷病，如无丙种球蛋白血症。

本节只介绍其中 4 种分子病。

一、血红蛋白病

血红蛋白病是指珠蛋白分子结构或合成量出现异常所引起的疾病。

血红蛋白病是人体单基因遗传病中研究最早、最深入和最清楚的一种分子病，它是研究人类分子病机制的最好模型。

目前,全世界已有 2 亿多人携带血红蛋白致病基因。血红蛋白病已被世界卫生组织列为严重危害人类健康的常见病之一,在我国多见于南方。

(一)人类正常血红蛋白的组成和种类

正常血红蛋白(hemoglobin,Hb)是一种由含有色素辅基的结合蛋白,其蛋白质部分称为珠蛋白,色素部分称为血红素。人体血红蛋白分子是由 4 个单体聚合成的四聚体,每个单体由一条珠蛋白肽链和一个血红素构成。构成血红蛋白的珠蛋白肽链有 α、β、γ、δ、ε、ξ 6 种,分别组成人类的 6 种不同的血红蛋白(表 8-1)。γ 链有两种亚型:在 136 位上氨基酸残基为甘氨酸的称 $^G\gamma$ 链,残基为丙氨酸的称 $^A\gamma$ 链,故 HbF 又分两种。

表 8-1 正常血红蛋白分子组成

发育阶段	血红蛋白种类	分子组成
胚 胎	HbGower I	$\xi_2\varepsilon_2$
	HbGower II	$\alpha_2\varepsilon_2$
	Hbportland	$\xi_2\gamma_2(\xi_2{}^G\gamma_2,\ \xi^A\gamma_2)$
胎 儿	HbF	$\alpha_2\gamma_2(\alpha_2{}^G\gamma_2,\ \alpha_2{}^A\gamma_2)$
成 人	HbA	$\alpha_2\beta_2$
	HbA$_2$	$\alpha_2\xi_2$

(二)血红蛋白的发育变化

在人体发育的不同阶段,6 种血红蛋白先后出现,并且有规律地相互交替。在胚胎发育早期,合成胚胎血红蛋白,即 HbGower I、HbGower II 和 Hbportland。到胎儿期(胚胎第 8 周至出生)前 3 种血红蛋白消失,主要合成的是 HbF 种类的血红蛋白。到第 16 周时达到高峰,HbF 于出生前逐渐消失。成人期(出生后)体内有 3 种血红蛋白,HbA 约占 97%,HbA$_2$ 约占 2%,HbF 仅占 1%。人体在正常的发育过程中,各种血红蛋白的消长是很协调的,因为不同的珠蛋白链随发育的进展而有规律地发生、发展和消退。

(三)血红蛋白病的分类

血红蛋白病分两类:一类是由于珠蛋白结构异常引起的疾病,称为异常血红蛋白病;另一类是由于珠蛋白链合成量异常导致的疾病,称为珠蛋白生成障碍性贫血。

近年来随着分子克隆技术的应用,证明了它们都是由于珠蛋白基因的异常或缺陷,引起它们控制的珠蛋白肽链合成异常所致,有相似的分子基础。

血红蛋白病的发生涉及基因突变的各种类型,故研究血红蛋白病的分子遗传学有助于了解单基因病发病的分子机制。

1. 异常血红蛋白病 指珠蛋白基因结构变异的血红蛋白。目前全世界发现的异常血红蛋白已有 680 多种,我国现在发现和鉴定出的异常血红蛋白有 67 种,其中有 20 种为世界上首次报道的血红蛋白新类型,尽管异常血红蛋白种类繁多,但仅有 40% 的异常血红蛋白能引起人体不同程度的功能障碍,导致异常血红蛋白病。

(1)异常血红蛋白病的类型:常见的异常血红蛋白病有镰状细胞贫血(HbS)、血红蛋白 M 病(HbM)、不稳定血红蛋白病、氧亲和力异常的血红蛋白病。

1)镰状细胞贫血(HbS):此病黑人发病率较高,产生原因是由于 β 链第 6 位谷氨酸被缬氨酸所取代,形成 HbS,在脱氧情况下,HbS 聚合形成长棒状聚合物,使红细胞变成镰刀形(图 8-1)。

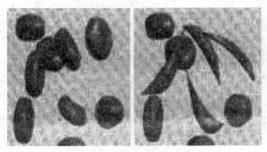

图 8-1　镰状细胞贫血患者的红细胞形状

由于红细胞形状改变引起血黏度增高,导致血管梗阻和微细血管栓塞,造成散发性的组织局部缺氧,甚至坏死,产生肌肉骨骼痛、腹痛等痛性危象,特别是心肌梗死可致死。由于镰状细胞的变形能力降低,通过狭窄的毛细血管时,不易变形通过,挤压时易破裂,导致溶血性贫血(图 8-2)。

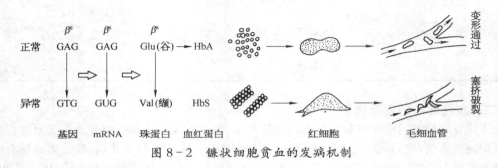

图 8-2　镰状细胞贫血的发病机制

HbS 纯合子(Hb^S/Hb^S)个体临床表现为镰状细胞贫血。HbS 杂合子(Hb^A/Hb^S)个体一般不表现临床症状,但在氧分压低时可引起部分细胞镰变,也可有轻度慢性贫血,本病为常染色体隐性遗传病,多数早期死亡。

2) 血红蛋白 M 病(HbM):此病又称高铁血红蛋白症。由于肽链中与血红素铁原子连接的组氨酸或邻近的氨基酸发生了替代,导致部分铁原子呈稳定的高铁状态,从而影响了血红素正常的带氧功能,使组织供氧不足,导致临床上出现发绀和继发性红细胞增多。例如,β链第 63 位的组氨酸被酪氨酸所取代,酪氨酸占据了血红素铁原子的配基位置,使铁原子呈稳定的高铁状态,丧失了血红素与氧结合的能力,导致组织缺氧,患者出现发绀症状,并导致继发性红细胞增多。

3) 不稳定血红蛋白病:已发现的不稳定 Hb 有 80 多种。由于 Hb 不稳定,容易自发地或在氧化剂的作用下变性,形成变性珠蛋白小体,变性珠蛋白小体黏附在细胞膜上导致阳离子通透性增强。此外,由于变形性降低,当红细胞通过微循环时,红细胞被阻留破坏,导致血管内、外溶血。一般呈不完全显性遗传,杂合子可有临床表现,纯合子可以致死。轻者仅在服用磺胺等药物或有感染时溶血,重者需反复输血才能维持生命。

不稳定血红蛋白病患者有先天性溶血性贫血、黄疸和脾肿大,因而也称为先天性变形珠蛋白小体溶血性贫血。本病为常染色体显性遗传病,由于 β 链中第 67 位的缬氨酸被天冬氨酸所取代导致 Hb 不稳定,这种不稳定的 Hb 易在细胞中发生变性沉淀而形成变性珠蛋白小体,造成溶血性贫血。

4) 氧亲和力异常的血红蛋白病:由于肽链上氨基酸替代而使血红蛋白分子与氧的亲和力增高

或降低,致使运输氧的功能改变。Hb 与氧亲和力增高,输送给组织的氧量减少,导致红细胞增多。Hb 与氧亲和力降低,则使动脉血的氧饱和度下降,严重者可引起发绀症状。

(2)异常血红蛋白病的发病机制:异常血红蛋白病是由于珠蛋白基因突变使珠蛋白结构发生异常所导致的疾病。产生异常血红蛋白病的原因有以下几种情况:

1)单个碱基替换:大多数异常 Hb 是由珠蛋白基因发生碱基替换所致,其中多数为错义突变。例如,镰状细胞贫血是 β 基因第 6 位密码子由 GAG→GTG,即谷氨酸→缬氨酸而致病的。

2)移码突变:由于珠蛋白基因中发生了 1 或 2 个碱基缺失或插入,致使其后面的碱基排列顺序依次位移导致密码重组,产生新的异常 Hb。例如,Hb Wayne 是由于 α 链第 138 位丝氨酸密码子 UCC 丢失一个 C,致使碱基顺序依次往前位移,重新编码,至使第 142 位终止密码 UAA 出现,肽链翻译才终止。

3)整码突变:密码子的三个碱基同时缺失或插入,它与移码突变不同,除突变区域增加或缺少部分氨基酸外,其他部分氨基酸序列完全正常。例如,Hb Leiden 是 β 链缺失第 6 位或第 7 位的谷氨酸。Hb Grady 则是 α 链 117～119 位插入 3 个氨基酸(苯丙—苏—脯)所致,但其前后氨基酸顺序不变。

4)融合基因:某些异常 Hb 肽链是由两种不同的肽链连接而成,这是由于染色体的错配联会和不等交换而形成的融合基因,导致产生了异常 Hb。例如,Hb Lepore 是由 δ、β 链连接而成,其 N 端与 δ 链相同,C 端与 β 链相同,故称 δβ 链。而 Hb 反 Lepore 则是由 β、δ 链连接而成,其 N 端与 β 链相同,C 端与 δ 链相同,故称 βδ 链(图 8-3)。

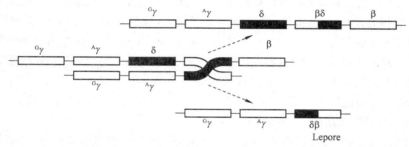

图 8-3　δ 珠蛋白基因和 β 珠蛋白基因发生不等交换导致 δβ 和 βδ 融合基因

此外,终止密码突变和无义突变均可导致异常血红蛋白病的发生,前者可形成延长的异常珠蛋白链,后者可致肽链合成提前终止。

2. 珠蛋白生成障碍性贫血　又称为地中海贫血(thalassemia,简称地贫),它是由于珠蛋白基因的缺失或缺陷,使某种珠蛋白肽链的合成受到抑制所引起的一组遗传性溶血性贫血。

根据受影响的珠蛋白的不同,主要可分为 α 珠蛋白生成障碍性贫血和 β 珠蛋白生成障碍性贫血。

(1)α 珠蛋白生成障碍性贫血:本病主要是由于 α 珠蛋白基因的缺失,使 α 珠蛋白肽链合成受到抑制而引起的溶血性贫血。如果在 1 条 16 号染色体上的 2 个 α 基因都缺失,称为 α 珠蛋白生成障碍性贫血 1(简称 α-thal$_1$);如果只有 1 个 α 基因缺失,称为 α 珠蛋白生成障碍性贫血 2(简称 α-thal$_2$)。

临床上根据 α 基因缺失的数目不同,可又分为 4 种类型。

1)Hb Bart 胎儿水肿综合征:4 个 α 基因全部缺失,胎儿 α 链完全不能合成,导致 γ 链聚合成 γ 四聚体(γ4)。由于 γ4 首次发现于 St Bartholomew 医院,故命为 Hb Bart。γ4 对氧的亲和力高,造

103

成组织缺氧,胎儿在子宫内常因发生严重水肿而死亡。本病在珠蛋白生成障碍性贫血高发区时有发生,据广西壮族自治区人民医院报道,该院妇产科围生期死亡胎儿中,Hb Bart 胎儿水肿综合征占总数的 26.35%。

2)血红蛋白 H(HbH)病:4 个 α 基因有 3 个缺失,只有少量 α 链合成,β 链相对过剩而自行聚合成 β 四聚体(β4),即 HbH。HbH 具有较高的氧亲和力,使组织供氧不足。且 HbH 不稳定,容易解聚沉淀而破坏红细胞,导致轻度至中度贫血。此外,Hb CS 是一种 α 基因终止密码子突变而产生的异常 Hb,其结果与缺失一个 α 相似。如一个体的基因型为 α-thal₁/α^{CS} 时,也可引起 HbH 病。

3)轻型(标准型):4 个 α 基因中只有 2 个基因缺失,本型临床症状较轻。基因型为 α-thal₁/α^A 或 α-thal₂/α-thal₂。如双亲均为标准型 α 珠蛋白生成障碍性贫血的 α-thal₁/α^A 基因型,则其子女中将有 1/4 可能患有 Hb Bart 胎儿水肿综合征。

4)静止型:4 个 α 基因中只有 1 个基因缺失,本型无症状。

上述标准型(可具不同基因型)、静止型或血红蛋白 CS 不同患者间相互通婚时,后代根据缺失 α 基因的不同,可有 Hb Bart、HbH、标准型、静止型或 Hb CS 等不同的情况。

(2)β珠蛋白生成障碍性贫血:本病主要是由于 β 珠蛋白基因异常或缺失,使 β 珠蛋白合成受到抑制而导致的溶血性贫血。通常用 β⁰ 珠蛋白生成障碍性贫血表示一条 11 号染色体上的 β 基因失活或缺失,不能合成 β 链;用 β⁺ 珠蛋白生成障碍性贫血表示一条 11 号染色体上的 β 基因缺陷,但还能部分合成 β 链。

在临床上,β 珠蛋白生成障碍性贫血可又分为 4 种类型:

1)重型:患者体内没有正常的 β 珠蛋白基因,不能合成 β 链或合成量很少。结果多出来的 α 链可沉降在红细胞膜上,增加膜的脆性、降低膜的变形能力,使红细胞容易破裂,引起严重的溶血性贫血。患者可能的基因型是 β⁰/β⁰、β⁺/β⁺、β⁰/β⁺ 或 δβ⁰/δβ⁰ 等,一般在出生后一年内死亡。

2)轻型:患者通常带有一个正常的 β 基因 β^A,故能合成相当的 β 链,表现为轻度的溶血性贫血。患者可能的基因型为 β⁺/β^A、β⁰/β^A 或 δβ⁰/β^A 等。

3)中间型:患者的症状介于重型与轻型之间,基因型通常有 β⁺(高 F)/β⁺(高 F)、β⁺/δβ⁺ 等,前者伴有 HbF(α2γ2)的明显增高。

4)遗传性胎儿血红蛋白持续增多症:患者 Hb F 在成年后仍持续较高水平,无明显症状。

二、血友病

血友病是一组凝血因子缺乏症,表现为遗传性凝血障碍。血友病主要包括血友病 A、血友病 B、血友病 C,其中以血友病 A 较为常见。

(一)血友病 A

血友病 A,因缺乏第Ⅷ因子又称第Ⅷ因子缺乏症或抗血友病球蛋白(AHG)缺乏症。因过去曾在欧洲某些皇族中遗传,故又称"皇家病"。该病以凝血障碍为特征,表现为特殊的出血倾向:①轻微创伤后流血不止或反复自发性的缓慢持续出血;②出血部位广泛,可涉及皮肤、黏膜、肌肉、关节腔等各组织器官,可形成血肿。

研究表明,血凝因子Ⅷ是一个复合分子,由 3 种成分构成:①抗血友病球蛋白(ⅧAHG);②Ⅷ因子相关抗原(ⅧAgn);③促血小板黏附血管因子(ⅧVWF)。血友病 A 是因ⅧAHG遗传性缺乏所致,该病为 X 连锁隐性遗传。ⅧAHG基因定位于 Xq^{28},该基因的缺陷既有缺失型,又有突变型,共有几十种。

目前,该病可通过测定 AHG 水平检出杂合子,可应用分子生物学技术进行产前诊断,可使用

104

AHG 制剂进行替代治疗,此病的基因治疗研究正在进行之中。

(二) 血友病 B

血友病 B,又称血浆凝血活酶成分(PTC)缺乏症或Ⅸ因子缺乏症。临床症状与血友病 A 基本相同,但发病率较低。Ⅸ因子基因定位在 Xq^{27}。本病也表现为 X 连锁隐性遗传。

(三) 血友病 C

血友病 C,又称血浆凝血活酶前质(PTA)缺乏症或Ⅺ因子缺乏症。临床症状较血友病 A、B 轻,发病率也较低。Ⅺ因子基因定位在 $15q^{11}$。本病遗传方式属常染色体隐性遗传。

第二节 遗传性代谢病

酶是生物体内一种具有催化作用的特殊蛋白质,由于基因突变导致酶蛋白缺失或酶活性异常所引起的遗传性代谢紊乱,称为遗传性代谢病。遗传性代谢病和分子病本质相同,均由蛋白质结构或数量异常所致,酶的种类很多,因此遗传性代谢病的种类也很多,至今在人类已发现的有数千种,它们大多数为常染色体隐性遗传,也有少数为 X 连锁隐性遗传。

一、遗传性代谢病的发病机制

人体正常代谢是由许多代谢反应相互交织在一起而形成的平衡体系,每一步代谢反应都有酶的参与调节。如果基因发生突变而引起酶的缺乏或活性异常,就会影响相应的生化代谢过程,引起一系列的连锁反应,打破正常的代谢平衡,造成代谢紊乱而出现疾病。

人体的某种生化代谢反应过程见图 8-4。A 物质在一系列酶(酶 1、酶 2、酶 3)的催化下,经中间产物(B、C),最终变成产物 D,同时最终产物 D 可能对相关的酶(如酶 1)起反馈抑制作用,如果酶 3 的基因发生突变,造成酶 3 的活性降低或丧失,就会引起一系列不良后果;如果基因突变引起酶活性升高或几种酶同时缺乏也会引起异常反应,酶活性异常可通过不同环节引起疾病。

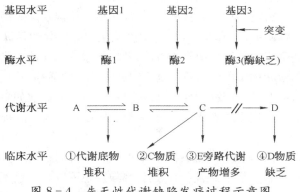

图 8-4 先天性代谢缺陷发病过程示意图

(一) 代谢终产物缺乏

基因突变致酶活性降低或缺失,使其催化的代谢途经受阻,导致终产物(D)缺乏。用 A→B→C $\not\rightarrow$ D 表示,如白化病等。

(二) 代谢中间产物积累

用 A→B↑→C↑ $\not\rightarrow$ D 表示,酶缺乏使中间产物(B、C)堆积在体内,出现某某血症或随尿排出,如半乳糖血症、尿黑酸尿症等。

（三）代谢底物积累

用 A$\overset{\uparrow}{\rightleftharpoons}B\rightleftharpoons$C$\not\rightarrow$D 表示，当一系列生化反应可逆时，某步反应因酶异常而受阻，会导致底物不能有效地变成产物而积累在血液或组织中，引起贮积性疾病，如糖原贮积症、黏多糖贮积症等。

（四）代谢副产物积累

用 A→B→C$\not\rightarrow$D 表示。某代谢反应因酶异常受阻后，前体物质积累而进入旁路代谢，产生正

$$E\overset{\uparrow}{\rightarrow}F\overset{\uparrow}{}$$

常代谢中不该出现的副产物，造成危害，如苯丙酮尿症等。

（五）反馈抑制减弱

一些代谢过程，其代谢产物整个反应过程有反馈抑制作用。例如，相关酶的遗传缺陷，使该产物减少，可引起反馈调控失调，造成代谢紊乱，如自毁容貌综合征等。

（六）代谢产物增加

基因突变使酶蛋白结构变化，导致酶活性异常增高，酶促生成的产物增加，引起不良后果，如痛风等。

（七）多酶缺陷

某些遗传性代谢缺陷中，患者可能不止一种酶发生缺陷。如先天性蔗糖不耐受症的患者体内，同时缺乏异麦芽糖酶和蔗糖酶。

二、遗传性代谢病病例

由于先天代谢缺陷种类繁多，故无论是根据代谢物种类、代谢或缺陷部位等，都难以将遗传性代谢病统一分类，下面就举例说明几种酶的缺乏所导致的常见遗传性代谢病。

1. 苯丙酮尿症（PKU） PKU 是一种最常见的遗传性代谢病，也是研究的最深入的一种氨基酸代谢病，1934 年发现患有此病的患者尿液中含有大量苯丙酮酸而定名为苯丙酮尿症。本病是一种以智力障碍为主要特征的遗传性代谢病，呈常染色体隐性遗传方式。

苯丙氨酸是人体内的必需氨基酸，由食物中获得，如果人体内缺乏苯丙氨酸羟化酶，使苯丙氨酸不能分解为酪氨酸并在体内大量存积，过量的苯丙氨酸使旁路代谢活跃，在苯丙氨酸转氨酶的作用下生成苯丙酮酸，进而产生苯乳酸和苯乙酸，两者均从尿液和汗液中排出，故患儿尿液及身上有一种异常臭味。同时，过量的苯丙氨酸还可以抑制酪氨酸酶的活性，致使黑色素减少，使人体的皮肤、毛发和眼睛黑色素减少，肤色较浅发白，患白化病。此外，酪氨酸如果大量转化为尿黑酸，在尿黑酸氧化酶缺乏的情况下，尿黑酸不能全部分解为乙酰乙酸随尿酸液排出体外，可患尿黑酸尿症（图 8 - 5）。

人体内存积过量的苯丙氨酸及苯丙氨酸异常代谢产物，不仅抑制脑组织的谷氨酸代谢，影响 γ-氨基丁酸的生成，从而损害脑细胞正常的生理功能。同时，还可以影响色氨酸代谢，使作为神经递质的多巴、多巴胺和 5-羟色胺的生成量减少，造成神经系统的功能损害而影响脑功能。通常情况下，患儿出生时智力与一般新生儿没有明显差别，但 3~4 个月后就逐渐智力发育障碍，绝大多数可发展成痴呆。

苯丙酮尿症的治症主要是饮食疗法，即给予低苯丙氨酸饮食。在临床症状出现前（患儿出生后 3 周内）开始治疗，可避免神经系统受损，长大后智力可正常或接近于正常人。出生 6 个月以后治疗者，大部分患儿将有智力低下。4~5 岁以后治疗者，可能减轻癫痫发作和行为异常，但对已存在的严重智力低下难以改进。一般认为饮食控制至少应维持到 6 岁左右，但也有人认为饮食控制

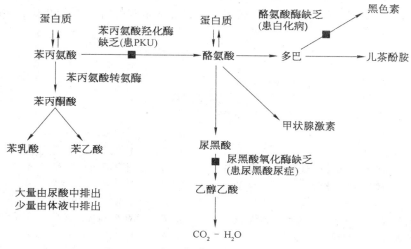

图 8-5　苯丙氨酸及酪氨酸代谢图解

应保持更长时间甚至终生。

2. 白化病　为一种较为常见的皮肤和附属器官黑色素缺乏所引起的疾病,患者全身皮肤、毛发、眼睛缺乏黑色素,全身白化,终身不变。患者皮肤白皙,毛发淡黄色,瞳孔红色,虹膜无色素,对阳光敏感,惧光,视物模糊,常伴有眼球震颤,暴晒皮肤容易灼伤,易患皮肤癌。

在正常情况下,人体细胞中的酪氨酸在酪氨酸酶催化下,经一系列反应,最终生成黑色素,如果体内缺乏酪氨酸酶,不能有效地催化酪氨酸转变为黑色素前体,最终导致代谢产物黑色素缺乏而出现白化病。

3. 半乳糖血症　指由于遗传性酶缺乏而导致的糖类代谢疾病,临床表现主要是:婴儿对乳类不能耐受,婴儿哺乳后出现呕吐、腹泻,继而出现白内障、智力低下、肝硬化、黄疸、腹水等症状。本病为常染色体隐性遗传病,发病率约为 1/50 000。

半乳糖血症患者是由于体内 1-磷酸半乳糖尿苷转移酶基因缺陷,使该酶缺乏,导致半乳糖和 1-磷酸半乳糖在血液中积累,少部分可以随尿排出体外。半乳糖在醛糖还原酶作用下生成半乳糖醇,大量积累可使眼球晶状体渗透压发生改变,使水分进入晶体,影响晶体代谢导致白内障。血中半乳糖升高会抑制糖原分解而不能生成葡萄糖,出现低血糖。如果 1-磷酸半乳糖在脑组织大量积累可引起智力低下,在肝组织中积累可引起肝损害甚至肝硬化,在肾组织中积累可导致肾功能损害而出现蛋白尿和氨基酸尿。

另一类半乳糖血症是由半乳糖激酶缺乏而引起的,病情较轻,无肝、脑损害,主要表现为血中半乳糖浓度升高和青年性白内障,也属于常染色体隐性遗传方式。

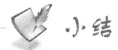 小结

通过本章学习,我们知道了分子病 (molecular disease)是指由于基因突变造成蛋白质分子结构或数量异常所以引起疾病。分子病种类很多,常见的有血红蛋白病、血友病;

遗传性代谢病是指由于基因突变造成酶蛋白缺失或酶活性异常所引起的遗传性代谢紊乱,也称先天性代谢缺陷。遗传性代谢病大多表现为 AR 遗传方式。遗传性代谢病的发病机制

有代谢终产物缺乏、代谢中间产物积累、代谢底物积累、代谢副产物积累、反馈抑制减弱、代谢产物增加和多酶缺陷几类,常见的遗传性代谢病主要有苯丙酮尿症、白化病和半乳糖血症等。

思考题

一、填空题

1. 因代谢终产物缺乏而引起的遗传性代谢病有（　　　）。苯丙酮尿症是属于（　　　）增多而引起。

2. 血红蛋白病是指（　　）分子结构或合成量出现异常引起的疾病。常见的血红蛋白病有（　　　）。

3. 由于基因突变导致酶蛋白缺失或酶活性异常所引起的遗传性代谢紊乱称为（　　　）。

二、选择题

1. 苯丙酮尿症是由于患者体内缺乏（　　）
   A. 尿黑酸氧化酶　　　B. 酪氨酸酶
   C. 苯丙氨酸羟化酶　　D. 乳糖酶

2. 白化病患者是由于体内缺乏（　　）
   A. 酪氨酸酶　　　　　B. 尿黑酸氧化酶
   B. 限制性内切酶　　　D. 苯丙氨酸羟化酶

3. 苯丙酮尿症的发病机制是（　　）

A. 代谢终产物缺乏
B. 代谢中间产物积累
C. 旁路代谢产物堆积
D. 以上都不是

4. 白化病的发病机制是（　　）
   A. 代谢终产物缺乏
   B. 代谢中间产物积累
   C. 旁路代谢产物堆积
   D. 以上都不是

三、名词解释

1. 分子病
2. 遗传性代谢病

四、问答题

1. 常见的遗传性代谢病有哪些?
2. 白化病、苯丙酮尿症、尿黑酸尿症的产生机制分别是什么?

第九章

肿瘤与遗传

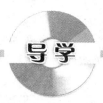

导学

了解　肿瘤发生的遗传因素;肿瘤染色体异常;原癌基因激活机制。

应用　肿瘤遗传的易感性概念;肿瘤的标记染色体概念;癌基因、肿瘤抑制基因的概念。

肿瘤是一种体细胞遗传病,其病因十分复杂,许多物理、化学和生物等各种环境因素直接或间接地作用于体细胞的遗传物质,引起染色体 DNA 的改变,导致体细胞无限制地分裂增殖而形成肿瘤细胞,又经过促进和发展等过程,才能形成各种恶性肿瘤。但并不是所有接触致癌原的个体都会发生肿瘤,可见肿瘤的发生与遗传因素密切相关。与许多其他疾病一样,肿瘤也是遗传因素和环境因素共同作用的结果。但在不同肿瘤中,遗传因素和环境因素所起的作用大小不同。

第一节　肿瘤遗传的易感性

肿瘤遗传的易感性是指在一定的内外环境因素影响下,由遗传基因决定的个体易患某种恶性肿瘤的倾向。

一、肿瘤的家族聚集性

肿瘤的发生有家族聚集倾向,主要有以下两种现象。

(一)癌家族

癌家族是指在一个家族中,恶性肿瘤的发病率较高,发病年龄较低,遗传方式一般为常染色体显性遗传,以各种腺癌的发病率最高。例如,在 1895 年 Warthin 首先开始对一个较大的家族(称为G 家族)进行了大规模的家庭调查(图 9-1)。

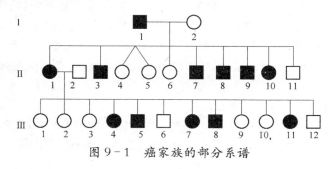

图 9-1　癌家族的部分系谱

109

经历 80 年,Warthin、Henser、Lynch 等先后 5 次调查该家族,获得较完整的资料。这个家族中的 10 个支系共有 842 人,其中有 95 名癌患者(48 人患结肠癌,18 人患子宫内膜腺癌,还有其他癌症患者)。在 95 名癌患者中,13 人为多发性肿瘤,占 14%;19 人的癌症发生在 40 岁之前,占 20%;72 名癌患者的双亲之一是癌症患者。95 名癌患者男性与女性分别为 47 人和 48 人,比例为 1:1,符合常染色体显性遗传的特点。

(二) 家族性癌

家族性癌是指一个家族中有许多个成员患同一种类型的肿瘤,如结肠癌患者有 12%～25% 的人都有结肠癌家族史。因此,结肠癌可以认为是一种家族性癌。许多常见的肿瘤如乳腺癌、胃癌、肠癌等,虽然通常是散发的,但患者的一级亲属发病率往往高于一般人群的 3～5 倍,说明这些肿瘤疾病有家族聚集现象或家族成员对这些肿瘤的易感性较高。虽然遗传方式尚不明了,但这种家族聚集现象表明与遗传基础有关。

经过以上事实说明,某些肿瘤在一些家族中有聚集现象,肿瘤的发生与遗传因素密切相关。

二、肿瘤发生率的种族差异

种族是指在不同的地理环境、不同的文化和不同的遗传背景等方面有较大差异的人群。例如,白种人中淋巴细胞白血病的发病率远较黄种人高;日本人患松果体瘤比其他民族高 11～12 倍;黑人很少患睾丸癌、黑色素瘤和皮肤癌,但多发性骨髓瘤的发病率比白人高;中国人鼻咽癌的发病率远较世界上其他民族为高,特别是广东籍汉族人。流行病学调查的结果可以用来绘制各种肿瘤的地理分布图,为肿瘤遗传学的研究提供背景资料,其中移民的肿瘤发病率调查可以提供肿瘤的发生与遗传和环境关系的可靠依据。肿瘤发病率的种族差异主要原因是遗传物质的差异,这说明在肿瘤发病中遗传因素也起着一定的作用。

三、遗传性肿瘤

遗传性肿瘤是指少数来源于神经或胚胎组织的肿瘤。因为这些肿瘤中有一部病例是按常染色体显性遗传方式进行遗传的,故称为遗传性肿瘤,常为双侧性或多发性,发病早于散发型病例。遗传性肿瘤虽然比较罕见,但在肿瘤病因研究上具有重要意义。下面介绍三种较为常见的遗传性肿瘤。

1. 视网膜母细胞瘤　为一种眼球视网膜的恶性肿瘤,多见于幼儿,发病率约为 1/20 000。肿瘤发生初期主要向玻璃体方向生长,形成黄白色不透明的实体,或在视网膜下生长而引起视网膜脱落。肿瘤的恶性程度很高,生长到一定程度时可破坏角膜、巩膜,引起眼球凸出。向后生长则进入眼眶并向颅内侵入,也可随血液循环向全身转移。视网膜母细胞瘤分为遗传型和散发型两种。遗传型患者占全部患者的 35%～40%,多为双侧发病,发病年龄较早,约有 70% 患者在 2 岁前发病,可看到几代中连续遗传,属于常染色体显性遗传,常表现为外显不全,外显率为 20%～80%。散发型患者发病年龄较晚,多在 2 岁以后发病,且多为单侧发病,属非遗传型。

2. 神经母细胞瘤　为一种常见于儿童的恶性胚胎瘤,活婴中的发病率为 1/10 000。细胞起源于神经嵴,肿瘤发生于腹腔、胸腔、盆腔或颈部神经节及肾上腺,具有高度的致死性,存活率极低。神经母细胞瘤分为遗传型和散发型两种。遗传型符合常染色体显性遗传,外显率约为 30%,发病较早,具有多发性病灶。散发性常为单发且发病较晚。

3. 肾母细胞瘤　又称 Wilms 瘤,是一种婴幼儿肾脏的恶性肿瘤,约占全部肾脏肿瘤的 6%,发病率约为 1/10 000,多数病例发生于 3～4 岁以前,分为遗传型和散发型两种。遗传型占 38%,通常为双侧发病,发病年龄较早,符合常染色体显性遗传,外显率为 60％左右。散发型占 62％,常为单侧发病,并且发病年龄较晚。

四、双生子肿瘤

双生儿肿瘤发病情况的研究对识别遗传因素和环境因素在肿瘤病因中的作用有重要意义,但进行这一研究也有一定困难,因为双生儿在人群中为数不多,而双生儿患癌者更少。通过研究发现,77 对患白血病的双生儿中,单合子双生儿(MZ)患病的一致率很高,而胃癌和乳腺癌的发病一致率在单合子双生儿(MZ)和双合子双生儿(DZ)之间却无统计学上的差异。双生儿法在肿瘤遗传学研究中的重要性在于:①可以利用单合子双生儿发生肿瘤的一致性来判断遗传因素在各种肿瘤中的重要性;②可以利用双生儿肿瘤发生的不一致性来判断环境因素在肿瘤发生中的作用。

第二节　肿瘤与染色体异常

肿瘤与染色体异常关系两者的关系一直是肿瘤学家和遗传学家十分重视的问题。大部分恶性肿瘤细胞中都可以见到染色体异常,而在一些染色体病患者中又可看到某些肿瘤。

一、干系和旁系

大多数恶性肿瘤细胞都存在着染色体异常。同一种肿瘤细胞的染色体,常有相同的染色体畸变特征。这表明它们起源于一个共同的突变细胞经过多次有丝分裂而形成的异常克隆细胞,即肿瘤。但是绝大部分癌细胞群体在内、外环境因素的影响下又处于不断的变异之中,于是使单克隆起源的癌细胞核型产生多样性的改变。所以,同一肿瘤的各细胞的核型常常不完全相同。在肿瘤的发展过程中,不同核型的细胞生存和增殖能力也不同,有的异常核型是致死的,在选择的过程中逐渐淘汰;有的异常核型则形成增殖优势。这样,在肿瘤细胞中其染色体存在着克隆演化。在一个恶性肿瘤细胞群的选择和演变中逐渐形成占主导地位的克隆,构成干系。除干系外,有时还存在一些非主导的克隆,称为旁系。在恶性肿瘤的生长过程中,干系和旁系可以由于内、外环境的改变而转变,旁系可以转变为干系,干系也可以演变为旁系。

有的恶性肿瘤没有明显的干系,有的可以有两个或三个以上的干系。在有干系的肿瘤中,肿瘤的生长主要是干系增殖的结果。

二、肿瘤的染色体数目异常

正常人体细胞为二倍体,即 $2n=46$ 条染色体。而肿瘤细胞大多数为非整倍体,有的是超二倍体,即比 46 条多一条或几条染色体。有的是亚二倍体,即比 46 条少一条或几条染色体。还有的肿瘤细胞中是三倍体、亚三倍体和超三倍体,四倍体、亚四倍体和超四倍体。大多数肿瘤细胞中的染色体数目在二倍体左右或在三倍体和四倍体之间(图 9－2)。胸腔、腹腔积水中的癌细胞染色体数目变化更大,可见到六倍体、八倍体等染色体数目的癌细胞。染色体数目变化的多少并不代表着癌细胞恶性程度的高

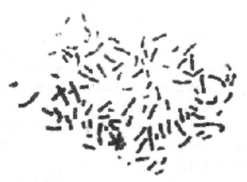

图 9－2　一个癌细胞的染色体共 104 条
(包括许多异常的染色体)

低,如胃癌的染色体数目畸变,只有 1~2 条染色体数目的增加,但其恶性程度却相当高。

三、肿瘤的染色体结构异常

在肿瘤细胞中除了染色体数目异常外,还可以见到染色体结构异常,肿瘤细胞中染色体结构异常是指由于染色体的断裂、重接后,形成结构改变的染色体,这个过程称为染色体重排。我们把肿瘤细胞中结构异常的染色体称为标记染色体,其可分为特异性和非特异性两类。

特异性标记染色体是指经常出现在同一类肿瘤细胞内的标记染色体。Ph 染色体是慢性粒细胞白血病的特异性标记染色体,它是慢性粒细胞白血病患者核型中一个很小的近端着丝粒染色体。1960 年 Nowell 和 Hungerford 在美国费城首先发现,因而命名为 Ph 染色体(费城染色体)。最初认为 Ph 染色体是由于 22 号染色体长臂缺失所致,后来通过显带技术证明,它是 9 号和 22 号染色体相互易位的产物,即 t(9;22)(q34;q11),易位使 9 号染色体长臂增长,22 号染色体长臂缩短,形成了 Ph 染色体,其核型为 46,XX(XY),t(9;22)(q34;q11)(图 9-3)。大约 95% 的慢性粒细胞白血病患者具有 Ph 染色体(即 ph 染色体阳性),因此可作为诊断依据,也可用于区别临床上相似但 ph 阴性的其他血液病。Ph 染色体可见于慢性粒细胞白血病早期患者的骨髓细胞中,其出现先于临床症状,故具有早期诊断的价值。此外,Ph 染色体的减少和消失又可作为判断治疗疗效的一种指标。

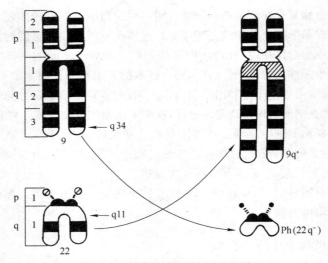

图 9-3　Ph 染色体的形成图解

在 75%~90% 的 Burkitt 淋巴瘤病例中,可以见到一个长臂增长的 14 号染色体(14q⁺),这条 14q⁺ 染色体是 Burkitt 淋巴瘤的特异性标记染色体,也是一种相互易位的结果,即 t(8;14)(q24;q32)。此外,还可见到 t(8;22)(q24;q11)、t(2;8)(q11;q24)等易位型核型(图 9-4)。

除上述两个高度特异性的标记染色体外,肿瘤的特异性标记染色体还有:脑膜瘤患者的 22 号染色体长臂缺失 22q⁻,即 del(22)(q11),或整体 22 号染色体丢失;少数视网膜母细胞瘤患者有 13 号染色体长臂中间缺失 13q14⁻ 等。

有些染色体异常不属于某种肿瘤所特有,称为非特异标记染色体。例如,巨大亚中着丝粒染色体、巨大近端着丝粒染色体、双着丝粒染色体、染色体粉碎化等,在肿瘤细胞中常见到。此外,在有的肿瘤细胞中还可见到双微体及染色体均染区。

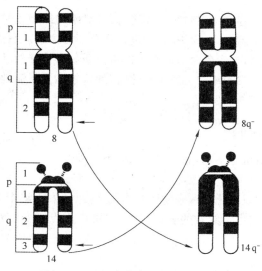

图 9-4　14p⁺ 染色体的形成图解

综上所述,大部分恶性肿瘤细胞都有染色体异常,但是具有高度特异性标记染色的肿瘤是很少的。长期以来,由于肿瘤染色体变化的多样性,淡化了它在肿瘤诊断中的价值。但是,通过利用流式细胞仪对肿瘤细胞进行遗传物质的定量测定表明,大部分肿瘤细胞属于非整倍体。肿瘤染色体的研究,在临床上对肿瘤的早期诊断、估计预后和某些肿瘤易感性个体的检出均具有较大的临床意义。此外,肿瘤染色体的异常程度和类型与肿瘤的恶性程度、浸润、转移和预后有重要关系。例如,有人报道非浸润膀胱癌伴有标记染色体时 5 年存活率 55%,无标记染色体时 5 年存活率达95%;浸润癌近二倍体者 5 年存活率为 40%,近三倍体者为 20%,近四倍体者为 5%。

染色体异常与肿瘤发生的因果关系,一直是人们所关注的问题,随着癌基因和肿瘤抑制基因的发现及深入研究,认识到染色体畸变与原癌基因的激活和肿瘤抑制基因的失活密切相关,在诱发癌过程中起着重要作用,但还有许多恶性肿瘤的染色体畸变在癌发生中的作用尚有待于进一步研究。

第三节　肿瘤与基因

随着分子遗传学的深入研究,现已证明基因的改变是肿瘤发生的分子基础,有两类基因直接参与肿瘤的发生。这两类基因是癌基因和肿瘤抑制基因(也称抗癌基因),它们对细胞的作用正好相反,癌基因的表达产物对细胞的增殖起正调节作用,会引起细胞的过度增生。肿瘤抑制基因的产物则对细胞的增殖起抑制作用,但是当它们的结构与功能改变时,失去了细胞增殖的抑制作用时,也会发生使细胞增生的信息,即导致肿瘤的发生。

一、癌基因

癌基因最初的定义是指能在体外引起细胞转化,在体内诱发肿瘤的基因。现在我们把能够使细胞癌变的基因统称为癌基因。癌基因首先发现于病毒的基因组,以后又发现于动物和人类细胞的基因组。病毒基因组中的癌基因称为病毒癌基因,动物和人类细胞基因组中的癌基因称为细胞

113

癌基因或原癌基因。

通常情况下，原癌基因的存在不仅对细胞无害，而且对维持细胞正常的生理功能、调控细胞的生长和分化起重要作用，是细胞发育、组织再生、创伤愈合所必需的。它们在机体发育过程中的一定时间、一定组织中定量表达，产生生命活动必需的蛋白质。在特殊的环境条件下，原癌基因异常表达，导致其产物在数量上和(或)结构上发生变化时，导致细胞无限制地增生而趋于恶化，使正常细胞变为肿瘤细胞。

二、原癌基因激活机制

不同的原癌基因其激活机制不同，一般可分为以下 4 种。

(一) 点突变

细胞内的原癌基因在射线或化学致癌物质的作用下，可能发生单个碱基的替换，即点突变，而改变了编码蛋白质的功能，产生了异常的表达产物，也可由于点突变使基因失去了正常调控而使其过度的表达。

(二) 启动子插入

原癌基因的附近一旦被插入一个强大的启动子，原癌基因就会被激活。例如，当逆转录病毒感染细胞时，逆转录病毒基因组中长末端重复序列(LTR)时，LTR 中有启动子，启动子插入到细胞中的原癌基因附近或内部时，可以启动下游邻近基因的转录，从而使原癌基因表达或过度表达，导致细胞癌变。

(三) 基因扩增

正常细胞中，原癌基因只有 1 对，其 DNA 不断复制可使其拷贝数目大量增加，称为基因扩增。由于原癌基因编码的蛋白质过度表达，从而激活并导致细胞恶性转化。原癌基因扩增通常在某一特定染色体区域复制时才发生，该区域产生一系列重复 DNA 片段，即特殊的复制染色体区带，称为均质染色区(HSR)。这些区域中扩增的 DNA 脱离染色体后，释放到细胞质中，经过 DNA 染色，可见到多数分散的、成对的点状染色质小体，称为双微体(DM_S)。在人类肿瘤中，约有 95% 的病例有 DM_S 或 HSR。

(四) 染色体断裂与重排

染色体断裂与重排使原癌基因在染色体上的位置发生改变，当原来无活性的原癌基因移至一个强大的启动子或增强子附近，原癌基因被活化，表达增强。或由于易位改变了原癌基因的结构并与某表达的基因形成了融合基因，改变了原癌基因的正常调控特性，具有了致癌活性。

三、肿瘤抑制基因

肿瘤抑制基因是人类正常细胞中所具有的一类基因，对细胞的增殖分化有调节作用。一对肿瘤抑制基因均丧失功能或失去活性后，形成隐性纯合子后才失去抑制肿瘤发生的作用。与原癌基因相比，肿瘤抑制基因的发现和分离较晚，在 20 世纪 70 年代初才发现正常细胞与肿瘤细胞融合后的杂交细胞不具备肿瘤细胞的表型。此外，正常细胞的染色体可以逆转肿瘤细胞的表型，说明在正常细胞中可能含有肿瘤抑制基因，来调节细胞的正常生长和抑制肿瘤的形成。一般来说，在细胞增殖调控中，大多数原癌基因具有促进作用(正调控作用)，而肿瘤抑制基因则具有抑制作用(负调控作用)。这两类基因相互制约，维持细胞的正常生理功能。

通过以上叙述证明，原癌基因的激活和过量表达与肿瘤的形成有关。同时，肿瘤抑制基因的丢失或失活也可能导致肿瘤的发生。自 1986~1987 年首次分离鉴定第一个肿瘤抑制基因——人

视网膜母细胞瘤 *RBI* 基因以来到现在已知的肿瘤抑制基因已达 10 多个(表 9−1)。

表 9−1　一些常见的肿瘤抑制基因

肿瘤抑制基因	功　能	染色体定位	相关的肿瘤类型
RB1	编码 RB1 蛋白(转录因子)	13q14	视网膜母细胞瘤、骨肉瘤、肺癌、乳腺癌
P53	编码 P53 蛋白(转录因子)	17p13	多种肿瘤
WT1	编码锌脂蛋白(转录因子)	11p13	Wilms 瘤、儿童肾细胞瘤
APC	可能编码 G 蛋白(信号转导)	5q21	家族性腺瘤性结肠息肉、结肠癌
NF1	催化 Ras 失活(信号转导)	17q11	神经纤维瘤Ⅰ型、肉瘤、胶质瘤
NF2	边接膜与细胞骨架	22q12	神经纤维瘤Ⅱ型、脑膜瘤
MTS1	调节细胞周期	9p21	黑色素瘤、角质瘤、肺癌、白血病
WAF/CIP2	调节细胞周期	6p21	非小细胞肺癌、卵巢癌、肾癌
P27	调节细胞周期	12p13	多种肿瘤
P+	编码 P16 蛋白	9p21	黑色素瘤
DCC	编码表面糖蛋白(细胞粘着分子)	18p21	结肠癌
VHL	转录调节蛋白	3p26～25	小细胞肺癌、宫颈癌

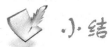 小结

通过本章学习,我们知道了肿瘤遗传三方面的研究内容:①恶性肿瘤易患性的遗传背景。②遗传物质的变化或遗传信息表达的异常与恶性肿瘤发生的关系。③以遗传学的方法分析环境中导致恶性肿瘤发生的因素。肿瘤遗传学的研究不仅可以为肿瘤的发生提供理论基础,也可以为恶性肿瘤的诊断和防治提供线索。

思考题

一、名词解释

1. 癌家族
2. 家族性癌

二、问答题

1. 原癌基因激活机制有哪几种形式?
2. 简述慢性粒细胞白血病的产生机制。

第十章
遗传病的诊断、治疗、预防和优生

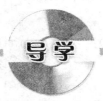

导学

了解　遗传病的治疗方法；优生学的概念及优生的主要措施。

熟悉　遗传病诊断的方法；遗传病预防的

措施及影响优生的因素。

应用　系谱分析的步骤；细胞遗传学检查方法；遗传咨询一般步骤。

一对表型正常的夫妇若生育了一个有先天异常的孩子,来医院就诊,提出了以下问题:①这是遗传病吗?②为什么上代没有这样的患者,现在为何突然出现?③我们还想生一个正常的孩子,概率有多大? 作为一个医护工作者,首先应该对疾病作出准确的判断后对症治疗,并对患者及其家属提出合理化的建议,预防此病在这个家庭中再现。

第一节　遗传病的诊断

遗传病的诊断是指对某疾病进行分析以确定其是否为遗传性疾病。遗传病的正确诊断是开展遗传咨询和防治工作的基础,可是由于遗传病的种类繁多,有些遗传病的症状与某些非遗传疾病的相同,加之遗传异质性,要确诊一种疾病是否为遗传病比较困难。因此,对遗传病的诊断除采用一般疾病的临床诊断方法外,还需辅以遗传学特殊的诊断方法。归纳起来包括临床诊断、系谱分析、生化检查、细胞遗传学检查、皮肤纹理分析、产前诊断、基因诊断等。

一、临床诊断

遗传病的临床诊断与普通疾病的诊断基本相同,主要包括观察和询问症状和体征、病史等。

(一)症状和体征

症状和体征是诊断遗传病的重要依据。除少数遗传病在成年以后发病外,大多数遗传病在婴幼儿期即有特殊的症状和体征,且持续存在。遗传病除有与其他疾病相同的症状和体征外,往往又有其本身特异性综合征。临床医师根据有些遗传病具有比较明显的特异性综合征,就可作出初步诊断。

(二)病史

由于遗传病多有家族聚集特征,故病史的采集极为重要,病史采集应遵循准确和详细的原则。对遗传病病史的采集应着重于患者的家族史、婚姻史和生育史。

1. 家族史　应重点了解患者家庭其他成员的健康状况、有无同种病史、发病年龄、未受累者现在的年龄、种族、病程特点等。由于患者及家系成员可能会对病情有所忌讳,故一定要耐心开导,取得对方合作。

2. 婚姻史　主要了解结婚年龄、次数、配偶健康状况及是否近亲婚配等。

3. 生育史　应了解生育年龄、胎次、孕期病史,有无流产、死产、早产、难产,产程情况(有无产伤、窒息等),以及孕期是否曾服过不当药物、是否接触过有毒物质、是否有电离辐射史、是否患过病毒性疾病等。

二、系谱分析

系谱分析是确定遗传病遗传方式的一个非常重要的手段。系谱分析通过调查先证者家庭成员的发病情况后绘出系谱,经过分析以确定疾病的遗传方式。一个完整、准确的系谱也有助于估计遗传病的再发风险,这在遗传咨询中是非常重要的,这就要求医师在系谱分析时做到仔细和认真。进行系谱分析首先要绘制一个全面详尽、准确可靠的系谱,这是得出正确结论的前提。

(一)系谱分析时应注意的事项

1. 调查应充分、全面　在询问患者的家族史时,尽可能多调查几代家族成员的患病情况,一个完整的系谱应至少包括 3 代以上所有家庭成员的患病情况、婚姻情况及生育情况,如果调查不充分,系谱中世代数少、人数少,将使系谱分析难以进行。

2. 信息要真实、可靠　不能仅凭患者或代诉人的介绍对患者家族中的其他成员作出诊断,应尽量对每一位有关成员做全面检查后进行诊断。当涉及重婚、非婚生子女、助孕(接受供卵或供精)、同父异母、同母异父、养子养女等特殊情况时,患者或代述人因有很大的心理压力往往不与医师合作,隐瞒真相甚至提供假材料,以致错绘系谱。

3. 注意区分隐性遗传与新产生的基因突变　有的家庭中,遗传病是新的基因突变导致的,不可误认为是隐性遗传病。有些疾病系谱中,只有先证者,家庭成员中没有其他患者,不能轻易确定为隐性遗传,需要其他方法再进一步确诊。

4. 注意基因的显、隐性相对性　基因的显、隐性相对性有两层含义:①同一基因既可产生显性突变,也可产生隐性突变;②区分基因的显性、隐性通常是以它们所控制的性状在杂合状态下是否表现出来为标准的,但如果采用不同的观察指标,同一遗传病会得出不同的遗传方式,因此基因的显性、隐性是相对的。例如,β-珠蛋白生成障碍性贫血,突变基因纯合子有严重的贫血,而杂合子在正常情况下无贫血,这时突变基因相对于正常基因是隐性的;然而,当杂合子的红细胞处于氧分压低的情况下,红细胞可形成镰刀状,故在观察红细胞呈现镰刀状,此时突变基因相对于正常基因是显性的。

(二)系谱分析的步骤

单基因病系谱分析的步骤:①首先确定某种疾病是否为遗传病;②如果为遗传病,则确定是单基因病、多基因病、线粒体遗传病,还是染色体病;③如果是单基因病,要进一步确定该病的遗传方式,判断遗传病的显隐性,判断遗传病属于性连锁遗传,还是常染色体遗传;④验证遗传病的遗传方式。

三、生化检查

生化检查是诊断单基因病或遗传性代谢病的一种重要的手段。基因病是由于基因结构异常,导致酶或结构蛋白的质或量的变化,进而导致代谢紊乱或结构蛋白功能变化或丧失的结果。因此可以借助生物化学方法定性、定量的分析蛋白质或酶分子结构或酶促反应过程中的底物或产物,为遗传病的诊断提供重要依据。

不同类型的遗传病的缺陷不同,生化检查也各种各样。生化检查包括酶活性检测、蛋白质结构检测、代谢物分析、受体的结合能力分析等,以酶活性检测最为主要。

(一)酶和蛋白质检测

对酶活性和蛋白质的结构检测是确诊某些单基因遗传病的主要方法,检测酶和蛋白质的材料主要有血液和特定的组织、细胞,如肝细胞、皮肤成纤维细胞、肾细胞等。但是,许多基因的表达具有特定的时空性,因此,某种酶缺乏不一定在发育的任何阶段及所有的组织中都能检测到,如苯丙氨酸羟化酶必须用肝组织活检,而在血细胞中无法检测到。

(二)代谢物分析

由于基因突变,导致酶的缺陷,引起一系列代谢紊乱,代谢底物、中间产物、终产物及旁路代谢产物发生质和量的改变。因此,通过测定代谢底物、中间产物、终产物及旁路代谢产物的质和量的改变,可有助于遗传性代谢病的诊断,如通过测定尿中苯丙酮酸或苯乙酸的浓度可诊断苯丙酮尿症。

四、细胞遗传学检查

细胞遗传学检查是较早应用于遗传病诊断的辅助手段,其主要适用于染色体病的诊断,主要方法包括染色体检查和性染色质检查两种。

(一)染色体检查

染色体检查亦称核型分析,是确诊染色体病的主要方法。随着显带技术的发展,尤其高分辨显带技术的应用,人们已能准确地判断和发现更多的染色体结构异常,甚至发现染色体微畸变。染色体检查标本大多取外周血做淋巴细胞培养,产前诊断时取胎儿的脐带血、绒毛细胞、羊水脱落细胞等。

一般认为出现下列情况之一时,应建议进行染色体检查:①有明显的智力发育不全、生长迟缓伴有其他先天畸形者;②出现多个先天畸形的家庭成员;③不孕、不育或有多发性流产、早产、死产情况的夫妇;④原发性闭经和女性不育症;⑤无精子症和男性不育症;⑥两性内外生殖器畸形者;⑦疑为脆性X综合征的患者及其父母;⑧原因不明的智力低下伴有大耳、大睾丸和多动症的患者;⑨35岁以上的高龄孕妇,或孕前孕期曾接触各种致畸物质的孕妇。

(二)性染色质检查

性染色质检查包括X染色质和Y染色质检查。性染色质检查的方法简单,不需细胞培养,可直接采集口腔黏膜细胞、阴道黏膜细胞、毛囊细胞、羊水脱落细胞或绒毛膜细胞。性染色质检查主要用于疑为两性畸形或性染色体数目异常的染色体病诊断或产前诊断,但确诊仍需依靠染色体检查。

五、皮肤纹理分析

人体的皮肤由表皮和真皮组成。真皮乳头向表皮凸起,构成许多整齐的乳头线称为嵴线,嵴线之间凹陷部分为沟。皮嵴和皮沟就形成各种皮肤纹理,亦称皮纹。人体的皮肤纹理属多基因遗传,具个体特异型。皮肤纹理于胚胎14周形成,一旦形成终生不变,说明皮纹具有重要的遗传基础。

皮纹变化与某些染色体异常、先天性疾病以及不明原因的综合征有一定相关,但它的变化不是特异的,因为人群中皮纹的变异比较广泛,少数个体也会出现某些染色体病等患者所具有的特殊纹理变化,因此皮肤纹理分析在遗传病诊断上只能作为辅助诊断疾病的初筛的方法,必须结合临床诊断及染色体等检查才能作出正确诊断(皮肤纹理详细介绍见实验五)。

六、产前诊断

产前诊断又称宫内诊断,是通过直接或间接的方法对宫内胎儿进行遗传学分析,以判断胎儿是否患有某种遗传病。

(一)产前诊断适应证

一般具有以下情况之一时,可进行产前诊断:①夫妇之一有染色体畸变,特别是平衡易位携带者,或夫妇核型正常,但生育过染色体病患儿的孕妇。②夫妇之一有先天性代谢病或有单基因病,或生育过这种患儿的孕妇。③夫妇之一有开放性神经管畸形,或是生育过这种畸形儿的孕妇。④夫妇双方均为常染色体隐性遗传病基因携带者,或孕妇是 X 连锁隐性遗传病基因携带者。⑤具有遗传病家族史,又近亲婚配的孕妇。⑥有原因不明的习惯性流产史的孕妇。⑦羊水过多的孕妇。⑧35 岁以上的高龄孕妇。⑨夫妇之一有致畸因素接触史的。⑩家系中有脆性 X 染色体综合征患者的孕妇。

(二)产前诊断的主要方法

1. **超声波检查**　超声波检查是一项简便且对母体和胎儿基本无损伤的产前诊断方法。B 超应用最广,是目前产前诊断首选的方法。它能详细地检查胎儿的外部形态和内部结构,使许多胎儿的遗传性疾病得以早期诊断。

2. **X 线检查**　胎儿骨骼在妊娠 20 周后开始骨化,故在妊娠 24 周后对胎儿进行 X 线检查比较合适,可诊断无脑儿、脑积水、脊柱裂、小头畸形等骨骼畸形。但因 X 线对胎儿有一定影响,现已极少使用。

3. **羊膜穿刺术**　亦称羊水取样。该法是在 B 超监视下,用消毒注射器经孕妇腹壁、子宫到羊膜内抽取一定数量的胎儿羊水进行检查。抽取羊水最佳时间是妊娠 16～20 周,因为此时羊水量多、胎儿浮动,穿刺成功率高,且不易伤及胎儿,所得羊水中的细胞经过培养较易生长。如果孕龄再长,羊膜穿刺虽能获得更多的羊水,但生存的细胞越来越少。羊水中的胎儿脱落细胞,经体外培养后,可进行染色体核型分析、性染色质检查及酶和蛋白质检测;也可不经培养,用微量技术做酶和蛋白质分析或直接提取 DNA 做基因诊断。

4. **绒毛取样法**　绒毛取样技术在妊娠早期诊断中最常见,取样一般在妊娠 7～9 周时进行。取样时必须在 B 超的监视下,用取样器从阴道经子宫颈进入子宫,再沿子宫壁到达预定的取样位置,吸取绒毛。获得绒毛后可做胎儿染色体检查、生化检测和基因诊断等。

5. **脐带穿刺术**　指在 B 超监视下,用一细针经母体腹壁进入胎儿脐带并抽取胎儿血样,取样时间最好在妊娠 18 周左右。脐血相当于从遗传病患者体内抽取血样,可做染色体或血液学各种检查。

6. **胎儿镜检查**　又称羊膜腔镜或宫腔镜检查。胎儿镜是一种带有羊膜穿刺的双套管光导纤维内镜,检查最佳时间是妊娠 18～20 周。检查时,胎儿镜可在进入羊膜腔后直接观察胎儿的形态,又可用于胎儿羊水和血液的取样而做各种检查,还可对某些遗传病进行宫内治疗。胎儿镜复杂,需要高度熟练技术人员操作,且易引发多种并发病,目前此方法未推广应用。

七、基因诊断

基因诊断是分子生物学技术与遗传学、细胞生物学、病理学理论相结合的产物,是利用 DNA 重组技术直接从分子水平对胎儿进行检测,检测基因组有无基因缺陷,或异常的 DNA 片断。基因诊断的材料包括 DNA、RNA 和蛋白质,主要是 DNA。DNA 用于分析基因的结构,RNA 和蛋白质用于分析基因的功能。

基因诊断常用技术和方法包括分子杂交、限制性片段长度多态性、聚合酶链反应(PCR)、DNA 测序、DNA 芯片等,下面介绍限制性片段长度多态性方法。

基因诊断中有一重要的工具是限制性内切酶。限制性内切酶主要来源于原核生物,是一类具有严格识别位点的酶类,它可以特异地识别和切割特异的 DNA 序列,将双链 DNA 切成较小的片段,这些片段称为限制性片段(RF)。已知人群中不同个体基因的核苷酸序列存在差异(DNA 多态性),这些差异可以产生不同数目的酶切位点,从而由某一限制性内切酶产生的限制性片段数目和大小在不同的个体中就不同了,这就是所谓的限制性片段长度多态性,限制性片段长度多态性(RFLP)已成为基因诊断重要的方法。如果已经证明某种严重的遗传病与某一 RFLP 连锁的,那么就可以利用这一 RFLP 进行基因诊断。

苯丙酮尿症是由于苯丙氨酸羟化酶(PH)基因突变引起的。用限制性内切酶 $MspI$,对人群进行 RFLP 研究,就知道有些人只有 23 kb 的 RF,有些人也只有 19 kb 的 RF,其他人既有 23 kb 的 RF 又有 19 kb 的 RF。例如,在一家系中,双亲正常,父亲是 23 kb 纯合子,母亲是 23 kb/19 kb 的杂合子,他们的一个患儿是 23 kb 纯合子,说明在母方携带致病基因,且与 23 kb 的 RF 相连锁,而正常基因与 19 kb 的 RF 相连锁,现在胎儿为 23 kb/19 kb 的杂合子,其 19 kb 的 RF 肯定来自母方,19 kb 的 RF 与正常基因相连,而 23 kb 的 RF 来自父亲,此 RF 可能与正常基因相连,也可能与致病突变基因相连,由于这病属于常染色体隐性遗传病,故胎儿正常(图 10-1)。

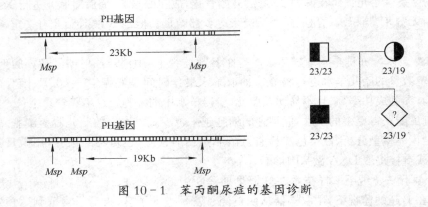

图 10-1 苯丙酮尿症的基因诊断

第二节 遗传病的治疗

随着分子生物学、医学遗传学的迅速发展,越来越多的遗传病的发病机制得以阐明,从而能在遗传病发病之前就采取有效的措施来减轻甚至消除某些遗传病的临床症状。近年来,随着人们对遗传病发病机制的认识逐渐深入,以及分子生物学技术特别是重组 DNA 技术在医学中的广泛应用,使临床诊断和临床检测技术迅速提高,遗传病的治疗有了突破性的进展,已从传统的手术治疗、药物治疗、饮食治疗等发展为基因治疗,为遗传病的根治开辟了广阔的前景。

一、手术治疗

手术治疗是当遗传病的各种症状均已显现,尤其是器官、组织已经受到损伤时,应用外科手术的方法对遗传病患者的病损器官进行矫正、修补、切除、移植,从而有效改善患者的某些症状、减轻病痛的方法。手术疗法主要包括手术矫正和组织器官移植两方面。

（一）手术矫正

外科手术矫正是手术治疗中的主要手段,包括手术进行修补、切除,如唇裂和(或)腭裂的修补、先天性心脏畸形的手术矫正、两性畸形的矫正、多指(趾)症的多指(趾)的切除、遗传性球形红细胞增多症患者的脾切除等。

（二）组织器官移植

组织器官移植就是有针对性地进行组织或器官的移植,以达到治疗遗传病的目的。随着免疫学机制与技术的不断深入,免疫排斥问题得到有效控制,组织器官移植也逐渐被用来治疗遗传病。例如,对重型地中海贫血及联合免疫缺陷病,通过骨髓移植能重获造血功能及免疫功能;对遗传性角膜萎缩症患者施行角膜移植术;对遗传性肾炎进行肾移植,将正常的肾脏替换病变或失去功能的肾脏。

二、药物及饮食疗法

遗传病发展到各种症状已经出现时,机体器官已造成一定损害,此时药物治疗主要是对症治疗,或通过制定特殊的食谱,或配以药物等,纠正机体内的新陈代谢紊乱,达到治疗和预防遗传病的目的。主要治疗原则可以概括为禁其所忌、补其所缺和去其所余。

（一）禁其所忌

由于酶缺乏,患者不能对底物进行正常代谢,造成底物或前体物的堆积,故通过制定特殊的食谱,可限制底物或前体物的摄入量、降低底物或前体物的堆积的,以达到治疗的目的。例如,葡萄糖-6磷酸脱氢酶缺乏症患者,应严格禁食蚕豆和接触蚕豆花粉,严禁服用伯氨喹啉、阿司匹林等药物。

减少患者对所忌物质的吸收是另一重要策略,如家族性高胆固醇血症患者服用糠麸,可减少肠内胆固醇的吸收,延缓和减轻粥样硬化等症状的形成。

（二）去其所余

由于酶促反应障碍,代谢中间产物或底物的积累,体内贮存过多"毒物",此时可使用各种理化方法将过多的"毒物"排除或抑制其生成,从而使患者的症状得到减轻或明显的改善。常用的方法有:①用螯合剂,除去患者体内堆积的成分;②用促排泄剂,加速排泄、减少肠道内吸收;③用代谢抑制剂,抑制酶的活性、减少代谢产物的吸收;④换血或血浆过滤,除去血液中的"毒物"等。例如,β地中海贫血症患者,因长期输血治疗,可导致体内铁离子沉积而造成器官损害,给患者服用螯合剂去铁胺B后,它可有效地与铁螯合经尿排出。又如痛风病患者体内黄嘌呤氧化酶活性非常高,用代谢抑制剂别嘌呤醇可抑制黄嘌呤氧化酶,减少尿酸形成。

（三）补其所缺

某些遗传病是因为遗传物质变化造成蛋白质、酶或其他物质缺乏,引起新陈代谢紊乱等症状,如果缺乏物质得到补充,可使症状得到减轻或明显的改善,达到治疗目的。

补充的物质主要有:①蛋白质的补充,如血友病A患者给予抗血友病球蛋白,免疫缺陷病患者输注免疫球蛋白等。②酶的补充,如治疗Ⅱ型糖原贮积病,补充α-糖苷酶,使α-糖苷酶与低密度脂蛋白(LDL)结合,把酶引入肝外有LDL受体的细胞,取得了治疗效果。③诱导物的补充,又称为酶诱导治疗,如新生儿非溶血性高胆红素Ⅰ型患者因肝细胞缺乏葡萄糖醛酸尿苷转移酶,引起胆红素在血中滞留而导致黄疸、消化不良症状,用苯巴比妥能诱导肝细胞内滑面内质网合成此酶,故给予患者苯巴比妥治疗,可以使症状消失。④激素的补充,如家族性甲状腺肿患者给予甲状腺制剂,垂体性侏儒症者给予生长激素,糖尿病患者给予胰岛素等。⑤维生素的补充,如维生素 B_6 治疗婴儿痉挛症,叶酸可以治疗先天性叶酸吸收不良和同型胱氨酸尿症,维生素 C 可以治疗因线粒体基因突变引起的心肌病。

三、基因治疗

人类疾病分子生物学研究的不断深化和基因转移技术的发展,导致了人类基因治疗的诞生,基因治疗作为治疗疾病的一种新的手段,正越来越受到人们的重视和关注。

(一) 基因治疗的概念

基因治疗是指运用 DNA 重组技术,将外源正常基因植入靶细胞代替遗传缺陷的基因,或关闭、抑制异常表达的基因,以达到预防和治疗疾病目的的一种临床治疗技术。

按受体细胞的不同,基因治疗可分为生殖细胞基因治疗和体细胞基因治疗两大类。生殖细胞基因治疗是将正常的基因转移到患者的生殖细胞中去,使其发育成一个正常的个体。这种方法的优点是可以从根本上解决后代的遗传缺陷问题,缺点是只适用于排卵周期短而次数多的动物,且受精卵因受显微注射和基因转移手术的严重损伤,难以发育成幼体,同时生殖细胞的基因转移还涉及伦理学问题,因此目前一般不考虑人类的生殖细胞基因治疗。体细胞基因治疗是指将正常基因转移到患者特定的靶体细胞中,使之发挥作用,致患者症状消失或得到缓解,从而达到治疗的目的。体细胞基因治疗不必矫正所有的体细胞,只需集中该基因于特定表达的体细胞即可,易于成功,但可能会由于外源基因的随机插入而产生新的突变。该法已被广泛接受,应用于临床实践,作为治疗严重疾病的方法之一。

(二) 基因治疗的原理和策略

1. 原理 DNA 是遗传的物质基础。基因是 DNA 分子的一个片段,表达产生特异蛋白质,发挥正常的生理功能,从而维持正常的生命现象。遗传病的根源在于基因异常,那么若纠正异常基因,就可以根治疾病。

2. 根据宿主病变的不同,基因治疗的策略也不同

(1) 基因修正:原位修复基因缺陷的部分而正常部分予以保留,使其在质和量上均能得到正常表达,这是最理想的基因治疗策略。但目前在技术上尚存在多种困难,离临床应用还有一定距离。

(2) 基因替代:去除整个有缺陷的基因,用有功能的正常基因取代之,使致病基因得到永久的表达。传统上基因治疗就是基因替代法,就像器官移植的外科手术一样,但目前无法做到。

(3) 基因增强:将目的基因转移到病变细胞或其他细胞,目的基因表达产物可以补偿缺陷基因功能或使原有功能得到加强,这一方案最适宜隐性单基因病的治疗。

(4) 基因调控:基因调控包括基因抑制和基因激活。

1) 基因抑制:指导入外源基因或利用反义技术来抑制、干扰或封闭有害基因的表达。例如,向肿瘤细胞内导入肿瘤抑制基因,来抑制癌基因的异常表达。

2) 基因激活:指重新打开已关闭的基因,促使原来基因或类似功能的基因表达,以超过或代替异常基因的表达。例如,通过去甲基化使已关闭的 γ 珠蛋白基因重新开放,合成 HBF($\alpha_2\gamma_2$),用以治疗 β 地中海贫血症。

3. 基因治疗的适应证 基因治疗的适应证应同时具备 5 个条件:①遗传病危害严重,有一定发病率,无其他治疗方法;②已明确基因缺陷的性质;③基因已被分离、克隆;④对疾病的生化基础比较明确,已在体外培养和动物实验等方面获得成功,能确保基因治疗的安全、可靠;⑤有合适的

靶细胞。

4. 基因治疗的基本步骤　本章是以间接体内转移途径为例,简单介绍基因治疗的步骤。

(1) 目的基因选择与制备:基因可以是与缺陷基因相对应的特定的正常基因,也可以是与缺陷基因无关但有治疗意义的基因。获取目的基因方法有基因克隆、人工合成、PCR扩增等。

(2) 靶细胞的选择:其条件是:①取材容易;②易于在体外培养和增殖,生长周期长;③便于外源基因的高效转移和持续的表达;④便于回输。骨髓细胞可满足以上所有条件,且是多种细胞的前体,因此是一种理想和常用的靶细胞。此外,成纤维细胞、肝细胞、淋巴细胞等也可用于基因治疗。

(3) 基因转移:这是基因治疗的关键和基础。

根据基因转移的方式不同,分为直接体内转移(in vivo)和间接体内转移两种途径(en vivo)。直接体内转移是指直接将外源基因或含有外源基因的载体,导入患者体内的靶组织中,使其进入相应的靶细胞并进行表达。这是最有前途的途径,但由于技术的限制,这种途径基因转移的效率很低。间接体内转移是指取患者的体细胞进行离体培养,将正常的外源基因或含有正常外源基因的载体导入到离体培养的细胞中,待外源基因正常表达后,再将这种离体细胞回输到患者体内。目前基因治疗的主要途径是间接体内转移。

基因转移方法主要有显微注射法、脂质体法、化学法、病毒转移法等,最主要是病毒转移法。病毒转移法是指病毒介导的基因转移,以病毒为载体是当前最有效的转移目的基因的方法,最常用的病毒载体是逆转录病毒和腺病毒。

(4) 带有目的基因的靶细胞的筛选与鉴定:目前基因转移的效率比较低,有必要把带有目的基因的靶细胞的筛选出来,并鉴定该细胞目的基因的表达状况。在应用于临床之前,必须保证新基因在宿主细胞表达后不危害人体自身的细胞,不引起癌基因的激活和抗癌基因的失活等。

(5) 带有目的基因的靶细胞回输体内:将稳定表达目的基因的靶细胞经培养、扩增后,以合适方式回输体内以发挥治疗作用。

(三) 基因治疗应用

基因治疗是具有巨大潜能的治疗措施,虽然目前尚处于研发阶段,但近年来已取得令人鼓舞的疗效。

在单基因病的基因治疗已取得了一些突破性进展。迄今为止,已有数十种遗传病被列为基因治疗的主要对象,其中 ADA 基因缺陷的 SCID、凝血因子 IX 缺陷的血友病 B 等部分疾病研究已进入了临床试验阶段,并取得了不同程度的疗效。

基因治疗在单基因遗传病的治疗方面取得进展,为其他遗传病的基因治疗奠定了基础。基因治疗的研究范围从单基因遗传病扩展到多基因遗传病,从传统的遗传性疾病扩展到肿瘤、心血管疾病、神经系统疾病及感染性疾病等。许多治疗方案已从实验阶段进入临床应用阶段。

但是基因治疗在临床应用中还存在着一些问题。在体细胞基因治疗中存在着导入基因的高效表达、导入基因的持续表达、应用病毒载体进行基因治疗的安全性等方面的问题。对生殖细胞基因治疗争议极大,尤其还涉及伦理问题,再加上生殖细胞基因治疗技术比较复杂,因此目前还没有把生殖细胞基因治疗用于人类,而仅限于动物实验。但是这些问题会随着科学家研究的深入而逐步解决的。

基因治疗是遗传病的一种崭新手段,逐渐被人们接受。基因治疗所蕴藏的巨大潜力有力证明,遗传病一定可以治愈的。

第三节　遗传病的预防

目前对遗传病的治疗方法有限,有些方法虽能纠正某些临床症状或防止发病,但仍不能改变生殖细胞中的致病基因而达到根治目的,因此实行以预防为主,避免有遗传缺陷的患者出生,控制遗传病的蔓延等,是切实可行之策。

遗传病的预防主要抓三个环节:婚前、孕前和产前。它包括研究遗传病发生的规律,并制定相应的措施,贯彻以预防为主的原则,加强医学科学技术的投入,加大遗传学知识的普及力度,以达到降低和杜绝疾病的发生和发展。如何从多方面防止遗传病的发生,目前主要从遗传筛查、遗传咨询和环境保护等方面来进行。

一、遗传筛查

遗传筛查是研究群体各成员某一位点基因类型的一项普查。通过普查,可及早发现携带致病基因的个体,同时获得的数据有利于遗传病的发病规律和流行特点的研究,了解各种遗传病对人群的危害程度,为制定预防措施提供科学依据。遗传筛查包括主要包括新生儿筛查、遗传携带者两个方面。

(一)新生儿筛查

新生儿筛查是出生后预防和治疗某些遗传病的有效手段,一般采取脐血或足跟血的纸片进行检测。通过新生儿筛查,能在新生儿阶段明确诊断该种疾病,在患儿出现不可逆的损伤前得到治疗,尽可能防止临床症状的出现。

现在我国进行新生儿筛查项目有苯丙酮尿症(PKU)、半乳糖血症、先天性甲状腺功能低下、G-6-PD缺乏症(南方)、肌营养不良等。

(二)携带者筛查

携带者是指表现型正常,但携带有致病基因或异常染色体,并能传递给后代使之患病的个体。一般包括具有隐性致病基因的携带者的个体;携带有显性致病基因,但没有外显的个体;延迟显性遗传病的杂合子中的未显者;染色体平衡易位或倒位的携带者等。

携带者筛查是指当某种遗传病在某一群体中有较高发病率,为了预防该病在群体中发生,采用经济实用、准确可靠的方法在群体中进行筛查携带者过程。携带者筛查主要对象是隐性致病基因的携带者。由于染色体平衡易位或倒位的携带者生育死胎及染色体病变患儿的机会很大,故染色体平衡易位或倒位的携带者筛查也十分重要。

携带者筛查在遗传病预防上有着非常重要的意义。在人群中,虽然许多隐性遗传病的发病率不高,但杂合子的比例却相当高。致病基因的携带者完全有生育能力,可以将致病基因传给后代,使子女患病。为了预防该病在群体中的发生,在群体中进行筛查,筛出携带者后进行婚育指导,即可达到预期目标。

目前,携带者的检测常用方法主要有系谱分析、染色体检查、酶和蛋白质检测、基因分析检测等。

二、遗传咨询

遗传咨询是指咨询医师利用遗传学和临床医学的基本原理、技术,与咨询者就某种遗传病的发病原因、遗传方式、诊断、预防、治疗、再发风险等问题进行一系列的讨论和商谈,寻求最佳对策,给予婚姻、生育、防治、预防等方面的医学指导。遗传咨询是预防严重遗传病患儿出生的最有效的方法。

遗传咨询的意义在于：减轻患者身体和精神上的痛苦，减轻患者及其亲属的心理压力，帮助他们正确对待遗传病，了解发病概率，采取正确的预防、治疗措施，并尽可能地降低人群遗传病的发病率、降低有害基因发生的频率、减少传递机会。

根据咨询中提出的问题不同，可将遗传咨询分为婚前咨询、生育咨询、一般咨询3类。

遗传咨询一般步骤有：①咨询者认真按遗传咨询需要详细填写咨询病历，并妥善保存，以备后续咨询使用；②医师进行系谱调查并对其中的患者进行必要的体检；③确定是否为遗传病及遗传方式，估计再发风险；④向咨询者提出建议；⑤随访和扩大咨询。对每一个咨询者要进行回访，以便观察遗传咨询的效果，总结经验教训，更有效地预防遗传病的发生。

三、环境保护

人类周围的一切，都是人类生活和生存的环境。环境因素包括母体所处的大环境和胎儿在母体生长所处的小环境。任何一方若存在不良因素，都有可能导致胎儿畸形。例如，电离辐射、高频电磁场等不良物理因素，被工业废气、农药等化学物质污染过的大气、水质等，母体被病毒感染而造成不良的小环境。而酗酒可能造成配子畸形、吸烟更会污染环境，危及后代。总之，保持良好的环境是预防遗传病发生的重要措施之一。

第四节　优　生　学

生一个健康、漂亮的宝宝是每一对父母的心愿。开展优生工作，提高人口素质，是关系到家庭幸福、国家昌盛和繁荣的大事。因此，学习优生学基本理论，对医护学生有着重要的意义。

一、优生学概述

优生学（eugenics）是研究使用遗传学的原理和方法，以改善人类的遗传素质，防止出生缺陷，提高人口质量的科学。其主要任务，一是增进有关人类不同特征的遗传本质的知识，判定这些特征的优劣并决定取舍。二是提出改进后代遗传素质的措施，即在第一个任务的基础上，制定增减某种基因表现频率的方案。遗传咨询、产前诊断和选择性流产是完成上述任务的三个主要手段。

20世纪60年代，以美国学者斯特恩（C. Stern，1902—1982）为代表的优生学家提出了优生学可分为负优生学和正优生学的观点。

（一）负优生学

负优生学是指研究降低人群中产生不利表现型的基因频率，以减少后代遗传病发生的方法。实际上是研究遗传病的预防问题，因此负优生学又称为预防性优生学或消极优生学。随着分子遗传学的快速发展，负优生学被赋予了新的活力。例如，半乳糖血症是一种隐性遗传病，患儿的细胞里缺少一种将半乳糖代谢为葡萄糖的转移酶，使半乳糖在血液中大量积聚，造成患者出现肝脾肿大、白内障、智力低下等症状。1971年科学家在体外培养半乳糖血症患儿的成纤维细胞，用带有上述转移酶的基因的噬菌体，去感染培养的细胞，结果将此基因导入了一部分细胞，使细胞合成了以前不能合成的酶，这就是说细胞获得了利用半乳糖的能力，科学家在体外完成了基因治疗。基因工程的诞生和发展，使人们从单纯遗传病的预防走向遗传病的治疗实验阶段。

为了预防遗传病的发生，负优生学提出了下列几个主要措施：在人群中普及有关遗传病的知识;对遗传病进行群体普查,并且检出某些致病基因的携带者;避免近亲结婚;提倡适龄生育;开展遗传咨询;进行产前诊断;注意产期护理。

(二)正优生学

正优生学是指研究维持和增加人群中产生有利表现型的基因频率,以促使体力和智力上优秀的个体有更多生育机会的方法,又称为进取性优生学或积极优生学。

近些年来,随着人工授精、体外受精、胚胎移植等技术的普遍采用和试管婴儿的问世,正优生学也得到进一步的发展,通过人工授精、体外受精等途径,使遗传上"优秀"的基因得以增加,从而使社会人口优质化。

二、现代优生学的研究范围

现代优生学的范围正在逐步扩大,已不限于只在遗传学上考虑下一代的生物素质,还要防止各种非遗传性的先天疾病,以及分娩过程中的损伤和新生儿疾病,以保证下一代的人口素质。因此优生学的学科基础十分广泛,需要从分子遗传学、人类遗传学、医学遗传学、行为遗传学、胚胎学、畸形学、妇产科学、围产医学、儿科学、社会学、伦理学、人口学、教育学、流行学、环境科学和法学等多方面进行协作研究。优生学是一门综合性多学科的发展中的科学,目前可划分为以下领域。

(一)基础优生学

基础优生学从生物学和基础医学方面研究哪些因素可导致出生缺陷,其作用原理,以及如何防止其作用而达到优生的目的。如有关遗传性、先天性疾病的种类、分布和发生率的流行学调查,可以为优生政策、优生立法和优生技术措施提供可靠的基础资料。

(二)社会优生学

社会优生学从社会科学和社会运动方面开展对优生的研究,目的在于推动优生立法、贯彻优生政策,展开优生宣传教育,使优生工作群众化、社会化,从而达到提高人口素质。目前的研究工作主要为各项优生措施的法律、道德建设和优生工程建设。

(三)环境优生学

环境优生学是研究环境对人体、智力与体质表现产生影响的科学,目的是应用环境因素,使人体优良的遗传素质能得到充分的表现,并利用环境因素改变不良遗传素质的表现,使先天性或遗传性疾病患者的表现接近正常。同时,消除环境因素对人体性细胞、母体、胎儿的先天性或遗传性产生的伤害,从而达到减少患病个体的目的。

(四)临床优生学

临床优生学是指与优生有关的临床医学与医疗措施,如婚前咨询与检查、孕前与孕期保健,它包括围产期医学、产前诊断、分娩监护、新生儿保健以及优生手术和产科手术等。这一系列措施,旨在使每个孕妇所生婴儿达到优生目标,以提高每个新生儿的先天及后天素质。据有关资料表明,先天性畸形和后天发育异常的新生儿,有相当的数量是由于母体在孕期以及分娩过程中的营养失调、病毒感染、胎儿缺氧以及助产措施不当等因素引起的,因此临床优生学日益引起广泛的重视。

三、影响优生的因素

人类在发生、发育和发展过程中,不可避免地受到遗传因素、环境因素和社会因素的影响。因此,影响优生的因素也包括这几方面。

(一)遗传因素

良好的遗传物质是优生的首要条件。在所有先天缺陷中遗传因素起决定性作用的占25%,环境因素起决定性作用的占 10％，据世界卫生组织对全世界遗传病的发病情况估计，我国至少有 1 000 多万人患各种遗传性疾病和先天缺陷。为了人类的整体素质不断得到提高，达到优生的目的，就必须保持和巩固优良遗传物质在人群中的扩散。

（二）环境因素

环境因素包括母体所处的大环境和胎儿在母体生长的小环境，不同层次都存在一些不良的因素，可以诱发畸胎的发生。主要致畸因素有生物、化学、物理、毒素、营养、不良嗜好、机械因素及母体代谢功能不平衡等。

1. 生物因素　如病毒、细菌、原虫感染等。因风疹病毒、巨细胞病毒、流感、单纯疱疹、肝炎病毒及弓形体感染，出生婴儿的先天性心脏病、小头、白内障、智力低下、耳聋等发病率高。

2. 物理因素　X射线、镭及其他放射性物质、高频电磁场、电视、理疗等微波照射及噪声的影响可致胎儿严重智能低下、发育迟缓、小头、小眼球、身体组织或器官缺损，或导致流产、早产和死胎。

3. 化学因素　大气及水质被化学毒素污染，接触铅、汞、砷等重金属和农药，服用药物不当（如镇静药、抗癌药、激素类药、碘胺类药、抗凝剂、生物碱、镇痛药等）可引起胎儿畸形，唇腭裂、脊柱裂、发育迟缓、无脑儿、脑积水等发生率高。

（三）社会因素

社会的政治、经济、思想意识和文化道德观念对优生所起的作用和影响也是十分重要的，进步的思想、文化和道德观念以及发达的社会经济状况将促进健康水平和人口素质的提高、推动优生工作的开展。随着我国社会主义的经济发展和人们的物质生活水平的提高，有关婚姻、家庭、生育的道德观念，妇女儿童保健工作、计划生育工作、产前保健、优生优育等政策逐渐深入人心，出生缺陷率、婴儿死亡率等逐渐下降。此外，不同的文化素质是影响优生工作的又一重要社会因素。这不仅表现在对优生学意义的认识差异上，还表现在卫生、营养、保健、社会伦理观念等方面的差异上，文化水平越低，多生、早生和近亲结婚的现象越严重。我国目前的优生优育工作状况在城市和农村之间有着较大的差异，这在很大程度上是与城乡之间的文化程度差异有很大关系。

四、主要优生措施

优生措施主要分为两大类：一类是以预防性优生为目的，如遗传咨询、婚前检查、人工流产等。另一类则属积极优生的措施，如遗传工程、体外受精和胚胎移植等。相对而言，前一类措施出现较早且较易实行。目前，我国采取的优生措施以预防性优生为主。

（一）强化优生教育　禁止近亲结婚

我国现行的计划生育政策是：提倡晚婚晚育，少生优生；提倡一对夫妇只生育一个孩子。并且向广大育龄人群普及有关生殖健康、避孕节育、优生优育、妇幼保健的科学知识。加强优生知识的宣传教育，使民众理解优生政策，了解现阶段推行的优生措施，是优生工作得以顺利开展的保障。

禁止近亲结婚的目的是为了优生。我国婚姻法明确规定："直系血亲和三代以内旁系血亲禁止结婚。"其中，血亲是指凡有血缘关系的亲属，血缘关系越近，婚后子女具有相同的某些隐性遗传病的病变基因的杂合子相遇机会越多，易出现隐性致病基因的纯合，使隐性遗传病患者增加。

（二）开展婚前检查　选择适龄生育

婚前检查是对男女青年在结婚登记前进行的全面、系统的健康检查及有关的系列保健服务，是防止遗传病延续、实现后代优生的首道关卡。其不仅为男女双方和下一代的身体健康提供保障，也为实现人口优生提供保障。

127

适龄生育是指已婚妇女最合适的生育年龄,它是以生理学、心理学、产科学及社会学等多学科理论为科学基础而确定的。从医学角度来看。最佳生育年龄男性是25~29岁,女性是24~28岁,一般不要超过30岁,尤其不要超过35岁。年龄过小同样也不适合。据统计表明,20岁以下的产妇,生出先天性畸形儿和低体重儿的发生率较高。又有统计报道,一般人工流产儿染色体异常率为5.1%,年龄35~39岁者为8%,40岁以上者为16.9%。先天愚型儿的发生率年龄在25~29岁者为1/1 500,35~39岁者为1/250,45岁以上者达1/60。如父亲年龄过大,超过39岁者,精子中染色体发生异常的机会及基因发生突变的机会增加,子代出现先天愚型及突变性状的风险也相应增高。

(三) 做好遗传咨询　实施产前检查

遗传咨询是指由咨询医师或从事医学遗传学的专职人员对遗传病患者及亲属所提出的有关其疾病的全部问题进行解答的过程,可分为婚前咨询、产前咨询,或其他方面的咨询,如某些先天性畸形能否遗传后代等。医师进行咨询解答的步骤可分为明确诊断、分析疾病的遗传方式、向咨询者及其亲属提出各种可供选择的建议三个步骤。医师将根据咨询情况并通过必要的检查手段,来回答咨询者的问题,提出科学的、合理的优生建议。

产前检查的主要手段是产前诊断,它是利用医学遗传学的方法了解胚胎和胎儿出生前在宫内生长发育情况,对是否患有某种遗传病或先天性畸形作出准确的判断,以便进行选择性流产,杜绝患儿出生,这是优生的重要措施。

(四) 加强孕期营养　注意孕期保健

孕期的营养非常重要,它不仅要保证孕妇自身的需要,而且要保证胎儿的生长、生育及乳房、子宫和胎盘等发育的需要,因此保证营养的摄入非常重要。在妊娠的初、中、后3个时期,对膳食的需求有所不同。初期:胎儿生长较慢,孕吐常常使孕妇不思饮食,这时的饮食可与孕前基本相同,以清淡为宜,适当补充含蛋白质的钙、磷质食物。中期:胎儿生长加快,孕妇食欲良好,此时不仅要保证各种营养素的供给,还要注意合理搭配,多吃蔬菜、水果,防止便秘。后期:胎儿生长迅速,孕妇食欲旺盛,为了防止胎儿过大造成分娩困难,孕妇需要多吃动物性蛋白质的食物,适当减少富含脂肪的食物及谷物。

怀孕期间做好保健工作,是优生的重要措施之一。怀孕期间要预防感染如肝炎、流感、风疹、结核、尿路感染等,特别是病毒感染更易侵袭胎儿,可造成先天性心脏病、小头畸形、先天性聋哑、智力低下,或出现流产、死亡等情况。孕期用药一定要注意对胎儿的影响,如强镇痛药可导致胎儿窒息而致死亡,性激素药物可使胎儿致畸或出生后智力低下,许多抗生素和降压药、肾上腺皮质激素等对胎儿都具有不同程度的毒性和致畸性,并避免接触有害物质(硫、汞、铝、苯、一氧化碳、硫化氢等)。孕期保健还包括不抽烟、不饮酒,注意个人卫生,穿着宽松舒适,劳逸结合,保持心情愉快,节制两性生活等。

(五) 推广遗传工程　倡导积极优生

自20世纪70年代开始,遗传工程已逐渐从实验性研究转入实际应用阶段,为优生、优育、提高人类素质开辟了新的途径。基因工程是现代分子遗传学研究的实际应用,通过基因工程,人类可以将不同个体的优良基因进行自由结合,从而减少遗传性疾病的发生,或对已产生的遗传性疾病进行根本性治疗,即基因治疗,改变了过去人类对遗传性疾病无能为力的被动状态。基因工程技术目前还广泛应用于从分子水平上寻找确诊遗传性的指标或探讨遗传病和肿瘤的病因,对产前诊断、早期确诊和突变基因携带者的检出,以及肿瘤的预防和治疗均具有十分重要的意义。

积极性优生主要是致力于促进体质和智力上优秀个体的出生,从而使人类整体素质得到提高。未来积极优生的措施将逐步取代现在的消极性优生,成为人类把握自己命运的强有力的武器。积极性优生目前的主要措施是:建立精子库,以及人工授精、体外受精等。

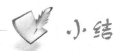

小结

通过本章学习,我们知道了遗传病的诊断方式包括临床诊断、系谱分析、细胞遗传学检查、生化检查、产前诊断、基因诊断等。近年来,随着人们对遗传病发病机制的认识逐渐深入,以及分子生物学技术特别是重组 DNA 技术在医学中的广泛应用,使临床诊断和临床检测技术迅速提高,遗传病的治疗有了突破性的进展,已从传统的手术治疗、药物治疗、饮食治疗等发展为基因治疗,使有些遗传病由"不治之症"变为可治之症。但目前对遗传病的治疗方法还是有限,有些方法虽能纠正某些临床症状或防止发病,但仍不能改变生殖细胞中的致病基因而达到根治目的,因此实行以预防为主的措施以防止遗传病发生,主要措施包括新生儿筛查、携带者筛查、遗传咨询、环境保护等。

优生学是研究使用遗传学的原理和方法,以改善人类的遗传素质,防止出生缺陷,提高人口质量的科学,分为正优生学和负优生学。影响优生的主要因素有遗传、环境和社会因素,而通过正确使用遗传学的原理和方法,运用现代优生概念,倡导用科学的方法,能够提高国家乃至整个人类的遗传素质。因此,学习遗传与优生学基本理论,对医学院校的学生有着深远的意义。

思考题

一、填空题

1. 根据指纹中三叉点出现的数目将其分为三种基本类型(　　)、(　　)、(　　)。
2. 药物治疗的原则是(　　)、(　　)。
3. 细胞遗传学检查主要包括(　　)和(　　)检查,主要用(　　)病的诊断。
4. 性染色质检查包括(　　)和(　　)检查。
5. 在遗传病的治疗方法中,手术治疗主要包括(　　)和(　　)。
6. (　　)检查是目前产前诊断的首选方法。
7. 抽取羊水最佳时间是妊娠(　　)周。
8. 在优生学中,避免遗传病和先天缺陷个体的出生,减少人群中的不利因素称为(　　)优生学,而有效地增加人群中的有利基因,以改进人类群体的遗传素质,称为(　　)优生学。

二、选择题

1. 治疗遗传病的理想方法为(　　)
   A. 手术疗法　　　　B. 药物疗法
   C. 心理疗法　　　　D. 基因治疗

2. 我国女性的总指嵴数的平均值为(　　)
   A. 138　　B. 160　　C. 200　　D. 148

3. 有原发性闭经,反复自然流产,智力低下等症状,应考虑进行什么检查(　　)
   A. 病理　　B. 生化　　C. 染色体　D. 体格

4. 生化检查是诊断什么病的首选方法(　　)
   A. 染色体病　　　　B. 多基因遗传病
   C. 传染病　　　　　D. 单基因遗传病

5. 在临床检查中,若血清中苯丙氨酸浓度或尿中苯丙酮酸明显增高或过量,一般可以作为什么病的诊断证据(　　)
   A. 白化病　　　　　B. 苯丙酮尿症
   C. 代谢病　　　　　D. 遗传病

6. 把 10 个指头的嵴纹数相加所得和称(　　)
   A. 指纹总数　　　　B. 总指纹数
   C. 嵴纹总数　　　　D. 总指嵴数

三、名词解释

1. 优生学
2. 产前诊断
3. 遗传咨询

129

四、问答题

1. 遗传咨询包括哪些程序？

2. 什么是携带者？携带者包括哪些类型？

3. 携带者检测的常用方法有哪些？

4. 遗传病的预防有哪些措施？

实　　验

实验一　显微镜使用和细胞结构观察

【实验目的】

(1) 熟悉显微镜的结构和使用。

(2) 初步学会临时标本片的制作。

(3) 观察细胞的标本片,了解细胞的基本结构。

【实验材料和用品】

显微镜、血涂片、载玻片、盖玻片、消毒牙签、漱口小烧杯、2‰碘液、吸管、纱布、擦镜纸、镊子、吸水纸。

【实验内容和步骤】

(一) 显微镜的结构和使用

1. 显微镜的基本结构　显微镜构造很复杂,种类很多,但基本结构是由机械和光学两大部分构成,现分述如下。

(1) 机械部分:它是为光学部分服务的部件,包括以下 6 部分。

1) 镜座:显微镜最下面呈马蹄形或圆形的部分,起稳定和支持镜身作用。

2) 镜柱:从镜座向上直立的短柱。上连镜臂,下连镜座,可以支持镜臂和载物台。

3) 镜臂:手持部位。

4) 载物台:自镜臂下端向前伸出,放置标本用的平台,其中央有一个圆孔,称为通光孔。台上有一标本移动器用以固定和移动标本。

5) 镜筒:与镜臂上方连接的圆筒部分。镜筒上端装有目镜,下端有一个可转动的圆盘,称为物镜转换器,上有 2~4 低倍或高倍物镜。

6) 调节器:为镜臂上两种可转动的螺旋,一大一小,能使镜筒上下移动,调节焦距。大的称为粗调节器,以使镜筒能上下移动而调节焦距,升降镜筒较快,用于低倍镜对焦;小的称为细调节器,移动范围较粗调节器小,升降镜筒较慢,可以细调焦距。

(2) 光学部分:由目镜、物镜、反光镜、聚光器等 4 部件组成。

1) 目镜:位于镜筒上方,刻有 5×、10× 等符号,表示放大倍数。

2) 物镜:装在镜筒下端物镜转换器的孔中,一般的显微镜有 2~4 个物镜镜头,其上也有放大倍数记号,有 4×、10×、40× 及 100×。4× 及 10× 物镜是低倍镜,40× 是高倍镜,100× 是油镜。低倍镜常用于搜索观察对象及观察标本全貌,高倍镜则用于观察标本某部分或较细微的结构,油镜则常用于观察微生物或动植物更细微的结构。

3) 聚光器(集光器):位于载物台(通光孔)下方,由两块或数块镜组成,它能将反光镜反射来的光线集中以射入物镜和目镜,聚光器可升降,便于调光,集光器下有一可伸缩的圆形光圈,称为虹彩光圈,可以调节光线强弱,光线过强时可缩小虹彩光圈。

4) 反光镜:是显微镜观察时获得光源的装置,位于显微镜镜座中央,一面为平面镜,另一面为凹面镜。转动反光镜,可使外面光线通过集光器照射到标本上。使用时,光线强用平面镜,光线弱用凹面镜。

2. 显微镜的使用方法

(1) 取镜安放:①取镜。右手握住镜臂,左手平托镜座,保持镜体直立(特别要禁止单手提着显微镜走,防止目镜从镜筒中滑脱)。②安放。放置桌边时动作要轻。一般应在身体的前面,略偏左,镜筒向前,镜臂向后,距桌边 7~10 cm 处,以便观察和防止掉落。

(2) 调光:用显微镜观察标本前,先要取好光源。用手转动物镜转换器,使低倍物镜和镜筒成一直线,正对通光孔。将光圈调到最大,用左眼从目镜向下注视,同时用手拨动反光镜,让镜面对着光源,当看到圆形镜界(视野)呈现光亮而均匀的时候即调好光了,如视野阴暗不明,则需再调节反光镜和集光器,直到视野明亮均匀为止。

(3) 低倍镜的使用:观察任何标本都必须先用低倍镜。

1) 放置血涂片:升高镜筒,把玻片标本放在载物台中央,标本材料正对通光孔的中心,用压片夹压住载玻片的两端。

2) 调焦:将要观察的玻片标本放在载物台通光孔的中央,玻片标本两端用压片夹夹紧,再用手沿顺时针方向旋转粗调节器,把镜筒徐徐降到接物镜头差不多接近玻片标本(约 0.5 cm)为止(从侧面观察下降镜筒)。然后左眼观察,边观察边用调节器将镜筒徐徐上升直到发现物像,观察清晰为止。如果不够清楚,可用细准焦螺旋调节(不可以在调焦时边观察边使镜筒下降,以免压碎装片和镜头)。

3) 低倍镜的观察:如果物像不在视野中央,要慢慢移动到视野中央,适当再进行调节。

(4) 高倍镜的使用

1) 选好目标:先用低倍物镜确定要观察的目标,将其移至视野中央。

2) 调焦:转动转换器,把低倍物镜轻轻移开,原位置小心换上高倍物镜。用细调节器调节到看清物像为止。

在换上高倍物镜观察时,视野变小、变暗,要重新调节视野亮度,可升高聚光器或利用凹面反光镜。

(二) 细胞结构观察

1. 制作人体口腔上皮细胞的临时装片

(1) 擦净载玻片、盖玻片。

(2) 用消毒牙签的一端,在漱净的口腔颊部上轻轻地刮取黏膜细胞。

(3) 把牙签上附有刮取物的一端,均匀涂在载玻片上。

(4) 加 2% 碘液,染色 3~5 min,用镊子夹起洁净的盖玻片,将它的一边先接触载玻片上,然后轻轻地盖在染色标本上。

(5) 在盖玻片的一侧用吸水纸从盖玻片的另一侧吸引,使染色均匀。

2. 用显微镜观察人的口腔上皮细胞   将做好的临时装片放在显微镜下,进行观察。先用低倍镜观察,在视野中所看到的边缘整齐的扁平细胞,就是人体的口腔上皮细胞。然后转高倍物镜观察,重点观察一个口腔上皮细胞,辨认它的细胞膜、细胞质和细胞核。

【实验报告】

(1) 写出显微镜使用时的注意事项。

(2) 依照所观察到的细胞,画一个口腔上皮细胞图,并且注明各部分的名称。

实验二　人类非显带染色体核型分析

【实验目的】

（1）说出人类染色体的数目及形态特征。

（2）掌握正常人体非显带染色体核型分析方法。

【实验用品】

剪刀、镊子、小尺、胶水、牙签、铅笔、橡皮、正常人体非显带染色体放大照片、非显带染色体核型分析报告单（见附录）。

选做部分用品：光学显微镜、香柏油、擦镜纸、正常人体非显带染色体标本片。

【实验内容和步骤】

1. 非显带染色体核型分析

（1）识别非显带染色体特征：观察人类染色体大小、着丝粒位置等特征，分辨人类染色体类型，根据人类染色体核型各组特征进行分辨分组。

（2）进行非显带染色体核型分析

1）计数：将附录中正常人体非显带染色体放大照片剪下（或另取2张人类体细胞非显带染色体放大照片：一张作为分析对照，另一张用作剪贴），首先计数染色体总数，确定有无染色体数目异常。

2）分组编号：根据染色体的相对长度和着丝粒位置等形态特征，在染色体分裂象照片仔细辨认，并用铅笔在染色体旁边注明序号或组别，先找出A、B、D；E、F、G组，最后辨认C组。

3）剪排：将照片上的染色体逐个按长方形框剪下，使短臂朝上，长臂朝下，依次排列在预先划分好了分组横线的报告单上。

（3）校对调整：染色体排列后，要反复核对，如有差错，可进行调整，直到满意为止。

（4）粘贴：用牙签挑取少许胶水，小心地将每号染色体由大到小，按照组别和序号贴在报告单上。

（5）分析结果：记录核型。

2. 人体非显带染色体标本片观察与计数（选做）　取正常人非显带染色体标本玻片放到显微镜下，先在低倍镜观察，可见许多大小不等、染成紫色或紫红色的间期细胞核和分散在其中的中期分裂相，选择染色体形态良好、分散适中的分裂相，移至视野中，再转换油镜仔细观察染色体的形态特征。每个同学观察2～3个分裂相，并寻找1个分散良好的分裂相进行染色体计数。计数前，先按染色体自然分布的图形大致分为几个区域，分别计数每区的染色体条数，然后加起来即为该细胞的染色体总数。

按显微镜中所看到的图像，在实验报告纸上绘出各染色体的线条图。图中应保持各染色体的原有方位和相对长度。

【实验报告】

每人完成一份剪贴好的人类染色体核型分析报告。

实验三　细　胞　分　裂

【实验目的】

（1）了解细胞有丝分裂过程及各期特征。

（2）初步学会识别减数分裂某些阶段染色体的形态、运动和数量等的变化，加深对减数分裂过程的理解。

【实验材料和用品】

显微镜、马蛔虫受精卵细胞标本片、雄蝗虫精原细胞减数分裂标本片。

【实验内容和步骤】

（一）动物细胞有丝分裂的观察

1. 取马蛔虫的子宫切片标本　放到显微镜的载物台上，用压片夹夹好。标本部分要正对通光孔。

2. 低倍镜下观察　可见马蛔虫子宫腔内有许多椭圆形的受精卵细胞，它们均处在不同的细胞时期。每个卵细胞都包在卵壳之中，卵壳与卵细胞之间的腔，称为卵壳腔。

3. 高倍镜下观察　根据细胞有丝分裂过程特征，找到有丝分裂各期细胞。马蛔虫受精卵细胞有丝分裂各期主要形态变化特点为：

（1）前期：核膨大，中心粒明显位于细胞的一端，可见星丝，染色质由线状缩短变粗形成染色体。至前期末，核膜、核仁消失，中心粒分裂为二，并移向两极。

（2）中期：核膜完全消失，纺锤体形成，染色体排列于赤道板上。马蛔虫的染色体数为 6 条，中期清晰可数。此时可见两极有中心体，纺锤丝明显可见。

（3）后期：细胞核拉长，由于纺锤丝的牵引，染色体纵裂后向两极移动，形成两组染色体，两组染色体间可见纺锤丝。

（4）末期：趋向两极的染色体逐渐解旋为染色质，核膜、核仁重新出现。细胞中部细胞膜向内凹缢，最后分为两个子细胞，末期纺锤体消失。

（二）动物细胞减数分裂的观察

减数分裂是一种特殊方式的细胞分裂，仅在配子形成过程中发生，它对于生物体延续种族具有重要意义。在减数分裂过程中，染色体复制 1 次，连续进行 2 次核分裂，形成 4 个配子，每个配子含单倍的染色体。减数分裂的前期较长，出现同源染色体的配对、交换和分离。

1. 取雄蝗虫精原细胞减数分裂标本片　放到显微镜的载物台上，用压片夹夹好。标本部分要正对通光孔。

2. 低倍显微镜下观察　识别初级精母细胞、次级精母细胞和精细胞。并依次找到第一次减数分裂中染色体排列在赤道板时的细胞、染色体向两极移动时的细胞，第二次减数分裂中染色体排列在赤道板时的细胞、染色体向两极移动时的细胞。

3. 高倍镜下观察　根据细胞减数分裂过程特征，找到减数分裂各期细胞。蝗虫染色体组成，雌性：$2n＝24（22，XX）$，雄性：$2n＝23（22，XO）$，精原细胞减数分裂各期主要形态变化特点为：

（1）前期Ⅰ：有核仁、核膜，细线期、偶线期不易见到。粗线期同源染色体已经配对，可以观察到具有螺旋结构的 11 个不同的二价体。X 染色体为端棒状，属于正异固缩。双线期可见交叉染色体，呈洇墨迹状，但较细。终变期洇墨迹明显，边缘不光滑。从边缘起毛刷状，可以成堆。X 染色体为单价体。

（2）中期Ⅰ：染色体边缘光滑，进一步短粗。单价体落后，随机到一极去（为 X 染色体）。其他以四分体为单位排列到赤道板上。

（3）后期Ⅰ：同源染色体分开，11 个单价体移到一极，12 个单价体移到另一极。

（4）末期Ⅰ：染色体在两极聚集，核膜形成，细胞质分裂，形成两个子细胞。经过短暂的间期进入第二次减数分裂，其间期和前期Ⅱ不易观察到。

(5)中期Ⅱ:染色体呈菊花状。

(6)后期Ⅱ:染色体呈四堆体。

【实验报告】

(1)绘出马蛔虫受精卵细胞有丝分裂各期形态简图。

(2)说出在显微镜下观察如何识别初级精母细胞和次级精母细胞?

实 验 四　典 型 遗 传 病 分 析

【实验目的】

(1)掌握系谱分析的方法。

(2)熟悉常见遗传病的主要临床特征,为遗传病的临床诊断和咨询奠定基础。

(3)学会如何估计遗传病的再发风险。

(4)了解遗传病的危害性,重视遗传病的预防与优生。

【实验原理】

(1)通过系谱分析,根据症状、体征和实验室检查等手段确定是否是遗传病。

(2)根据遗传病不同遗传方式的特点确定遗传病的种类(单基因遗传病、多基因遗传病或染色体病),如果是单基因遗传病,还要确定其遗传方式。

(3)预测再发风险。

(4)向患者或家属提出建议和指导。

【实验内容和步骤】

(1)教师简要介绍播放的遗传病内容和观看需要做的记录、事项等。

(2)复习人类单基因遗传病的种类及系谱特点。

(3)学生观看人类遗传病的音像素材后对以下典型遗传病作出分析判断。

1)有1对无色盲的夫妇,生育3个孩子,甲是色盲儿子,乙是无色盲的女儿,最小的也是无色盲的女儿。后来3个人都与无色盲的人结了婚,甲生一色盲的女儿,乙生一色盲儿子和两个无色盲的女儿,老三生六个均无色盲的儿子。①绘出上述三代的系谱图;②写出各成员可能出现的基因型。

2)一位女性表型正常,三个哥哥表型也正常,但因她的两个舅舅患有假性肥大型肌营养不良症(XR)前来咨询。①她是携带者的可能性有多大? ②如果她与正常男性结婚,婚后生男孩的复发风险有多大? 生女孩的复发风险有多大? ③如果她婚后生了一个患者,如再生育,生一个正常孩子的可能性有多大?

3)尿黑酸尿症(AR)的群体发病率为百万分之一,请问下列情况产生有病后代的概率是多大? ①两个正常的无亲缘关系的人结婚;②一个患 AR 的人与一正常的无亲缘关系的人结婚。③一个正常的人,他(她)的父母也正常,但有一个患 AR 的弟弟,与一个正常的无亲缘关系的人结婚。

4)1对正常夫妇生了1个先天性聋哑的儿子,两人家庭成员全无此病患者。他们想生第二胎并担心聋哑儿子的将来,前来遗传咨询。①他们的儿子为什么会聋哑,是遗传病吗? ②他们生第二胎,还会是此患儿吗? ③他们的聋哑儿子将来会生育聋哑后代吗?

(4)认真观察下列 4 个家系谱(实验图 4-1~4-4)。分别作出分析和判断:

1)先证者是谁,其基因型? 先证者的父母的基因型分别是?

2)属于哪种遗传方式? 并说出你判断的依据。

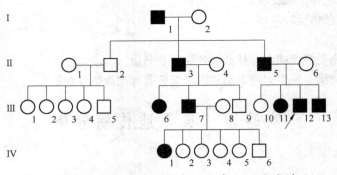

实验图 4-1 遗传性痉挛性共济失调的系谱

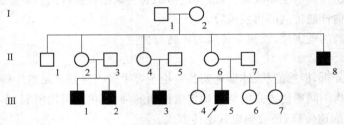

实验图 4-2 进行性肌营养不良(假肥大型)的系谱

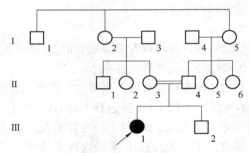

实验图 4-3 糖原沉积病Ⅰ型的系谱

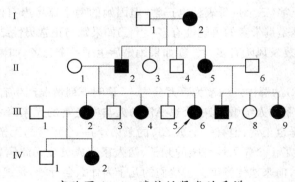

实验图 4-4 遗传性肾炎的系谱

136

【实验报告】

(1) 选择实验指导中或老师提供的 2～3 种典型遗传病作分析报告,报告包括疾病名称、临床特征、绘制系谱、遗传方式、遗传特点等。

（2）选择实验指导中或老师提供的 2～3 个系谱图做报告分析,报告包括:①先证者是谁、其基因型? 先证者的父母的基因型分别是? ②属于哪种遗传方式? 并说出你判断的依据。

实验五　人类皮肤纹理的观察与分析

【实验目的】

（1）掌握皮纹检查和分析的方法。

（2）熟悉正常人皮肤纹理的类型和特点。

（3）了解皮纹分析在遗传学中的应用。

【实验原理和方法】

皮肤纹理简称皮纹,是指人体的手、脚掌面具有特定的纹理表现。真皮乳头向表皮凸起,形成许多排列整齐、平行的乳头线,称为嵴纹。凸起的嵴纹又相互围成凹陷的沟,这些凹凸的纹理就构成了人体的指（趾）纹和掌纹。皮纹在胚胎发育第 13 周开始出现,第 19 周左右形成,出生后终身不变。人类皮纹既有高度的特异性又有相当的稳定性,它是遗传因素与环境因素共同作用的结果。近年来,发现某些染色体病、先天性代谢病及器官形成缺陷症的患者皮纹发生变异,故皮纹检查可作为某些遗传病诊断的辅助指标。

【实验材料和用品】

放大镜、印泥、直尺、铅笔、量角器、白纸、略比手掌大的人造海绵垫。

【实验内容和步骤】

（一）皮纹资料的印取

（1）将红色印油适量地倒入瓷盘的海绵垫上,涂抹均匀,再把白纸平铺于桌面或玻璃板上,准备取印。

（2）洗净手上污垢,晾干。把全掌按在海绵垫上,使掌面获得均匀的印油（注意不要来回涂抹,印油不宜粘得过多）。

（3）先将掌腕线放在白纸上,从后向前依掌、指顺序逐步放下,手指自然分开,以适当的压力尽量将全掌的各部均匀地印在白纸中央。提起手掌时,先将指头翘起,而后是掌和碗面。这样便可获得满意的全掌皮纹（注意:取印时不可加压过重,不可移动手掌及白纸,以免皮纹重叠或模糊不清）。

（4）滚转法印取指纹,即将印好掌纹的纸移至桌边或玻板边缘,然后在对应的手掌下方印取左右手（指号 1、2、3、4、5 分别为拇指、示指、中指、环指和小指）指纹。取印时指头伸直,其余 4 指弯曲,逐个由外向内滚转,以便将指尖两侧皮纹印上。滚转时用力轻而均匀,指纹才能清晰,若不清晰,需洗净手后重印。

（二）指纹的分析

1. 辨别指纹的类型　手指末端腹面的皮纹称为指纹（实验图 5 - 1）,可分为 3 种。

（1）弓形纹（arch, A）:纹线从一侧走向另一侧,隆起呈弓形,无中心点和三叉点。分简单弓形纹和篷帐式弓形纹。

（2）箕形纹（loop, L）:纹线从一侧发出斜向上弯曲后再折回原侧,形似簸箕。其弯曲的顶端称箕头,下方的开口称箕口。箕头的下方有一个三方向走向的纹线围成的点,称为三叉点。箕口朝向尺侧（小指方向）的称正箕,朝向桡侧（拇指方向）的称反箕。

（3）斗形纹（whorl, W）:有两个或两个以上的三叉点,可分为绞形纹、环形纹、螺形纹和囊形纹等。

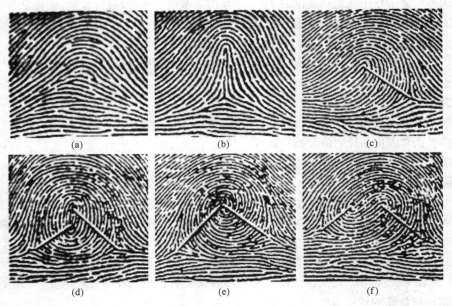

实验图 5-1　各种指纹类型

(a) 简单弓形纹　(b) 篷帐弓形纹　(c) 尺箕纹　(d) 环形纹　(e) 螺形纹　(f) 双箕斗

2. 嵴纹计数　从箕形纹或斗形纹的中心画一直线至三叉点,计数通过这一直线的嵴纹数,斗形纹有两个三叉点,在得到的两个数值中取较大的为准,而弓形纹无中心点和三叉点,故计数为0。将双手十指的嵴纹数相加,即得总嵴纹数(TFRC),我国男性平均为148条,女性138条。

(三) 掌纹分析

1. 大鱼际区　拇指的下方。

2. 小鱼际区　小指的下方。

3. 指间区　从拇指到小指的指根部间区域($I_1 \sim I_4$)。

4. 4条主线　由第2、3、4、5指基部的三叉点a、b、c、d分别向掌心各引出一条主线,即A、B、C、D线(实验图5-2)。

5. 三叉点和atd角　大小鱼际之间、手掌的基部有一个三叉点,称为轴三叉,用t来表示。用直线分别把a点和t点、d点和t点连起来,就构成了atd角。t点越高则atd角越大,t点越低则atd角越小,故从atd角的大小可以看出t点位置的高低。我国正常人的atd角平均为41°(实验图5-2)。

6. t距比　t点至远侧腕关节褶线的垂直距离称为t距,中指掌面基部褶线至远侧腕关节褶线的垂直距离称掌距。正常人的t距比在0~14.9%,如t位靠近掌心,其比值在15%~39.9%,称为中位t′,如更接近掌心,比值在40%以上,则称为高位t″。

$$t距比 = \frac{t距}{掌距} \times 100\%$$

(四) 手掌褶纹分析

正常人掌褶纹大多由大鱼际褶纹、远侧横褶纹和近侧横褶纹3条组成。依据这3条褶纹的分布方式不同,可将掌型分为普通型、变异型、通贯掌和悉尼掌(实验图5-3)。

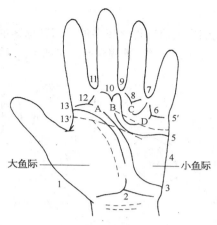

正常人掌纹

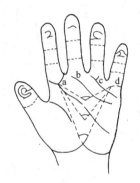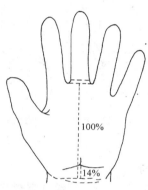

实验图 5-2　atd 角、t 位置变化、t 距比示意图

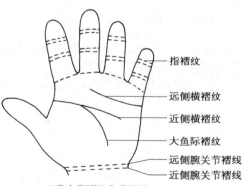

正常人指褶纹和掌褶纹

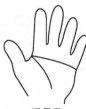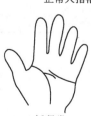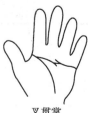

通贯掌　　桥贯掌　　　叉贯掌　　　悉尼掌
　　　　　（变异Ⅰ型）　（变异Ⅱ型）

通贯掌与变异掌褶纹

实验图 5-3　各种掌褶纹

139

（五）脚掌纹

人的脚掌、趾上也有皮纹,但目前临床上研究得比较多的是踇趾球区的皮纹,分为胫侧弓形纹、近侧弓形纹、腓侧弓形纹、胫侧箕形纹、远侧箕形纹、腓侧箕形纹、斗形纹7种类型(实验图5-4)。

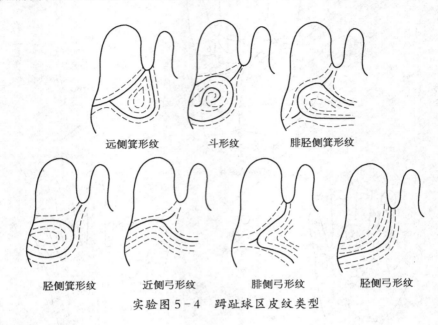

实验图5-4　踇趾球区皮纹类型

【实验报告】

(1) 观察自己的指纹、掌纹和掌褶纹的类型。

(2) 计数总嵴纹数(TFRC)。

(3) 测量双手的atd角并计算t距比。

实验表5-1　常见染色体病患者的皮肤纹理特征

人群	指纹中弓形纹多于7个	指纹中斗形纹多于8个	TFRC数值	小指只有1条指褶纹	通贯手（双手）	三叉点 t'	三叉点 t''
正常人群	1%	8%		0.5%	2%	3%	3%
21三体				17%	31%	82%	
18三体	80%		低	40%	25%		25%
13三体	多见		低		62%		81%
5P⁻		32%			35%		80%
45,X			≥200		多见		

附　录

一、正常人体非显带染色体放大照片

（供实验二剪贴用。）

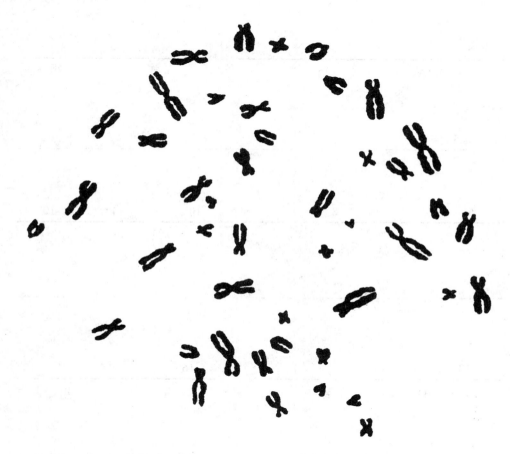

二、正常人外周血淋巴细胞非显带核型分析报告单

姓名_____ 班级_____ 学号_____

核型：_____

```
_____          _____



    1        2        3              4           5
         A        组                     B         组
```

```
_____



  6      7      8      9      10      11      12
         C                      组
```

```
_____          _____



  13        14        15            16        17        18
      D          组                     E          组
```

```
_____          _____



    19              20              21        22
       F         组                  G        组      XX(XY)
```